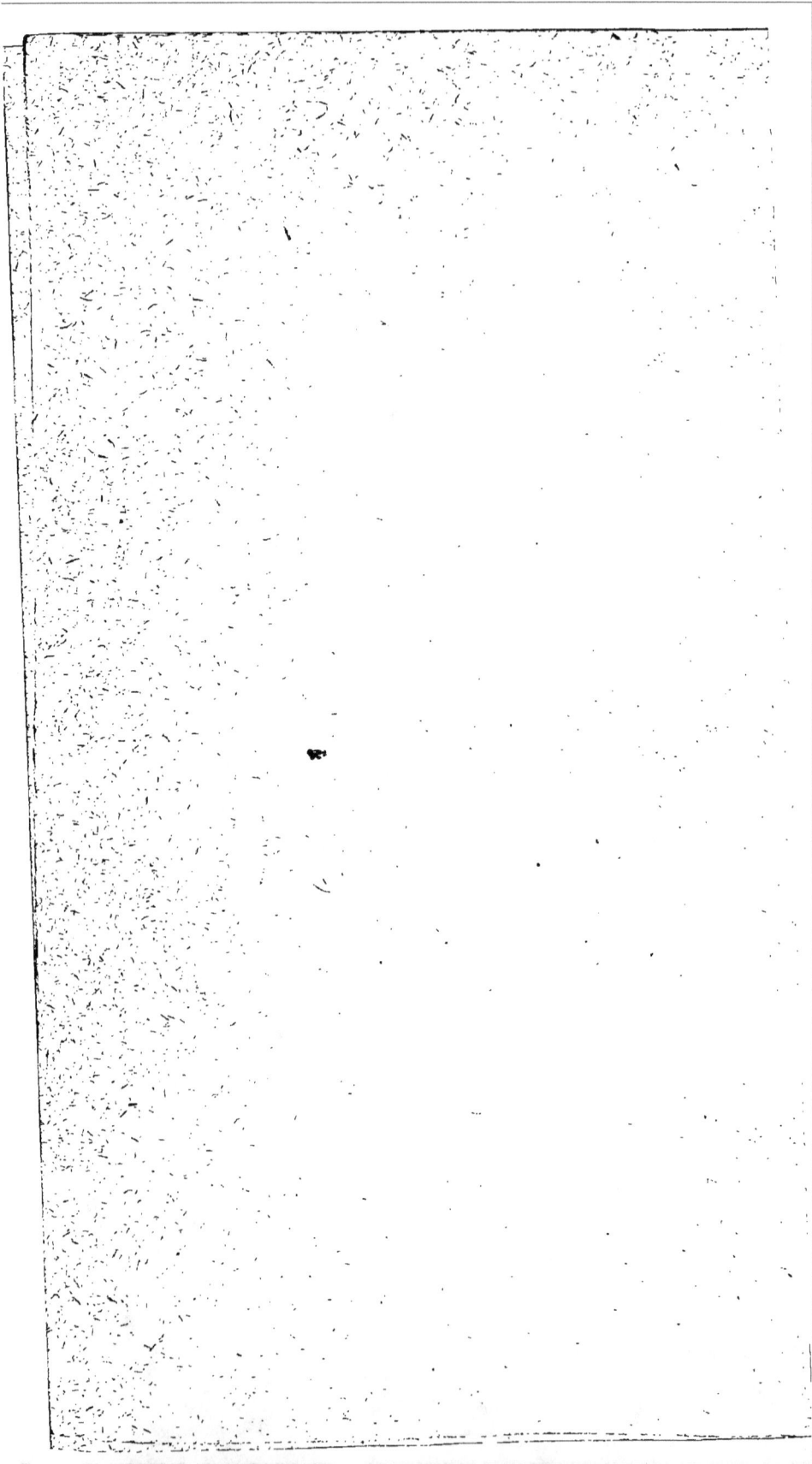

...NCHAUMONT

LES

...MMES

DU MONDE

PARIS

E. DENTU, ÉDITEUR,

... de la Société des Gens de Lettres

...OYAL, 17-19, GALERIE D'ORLÉANS

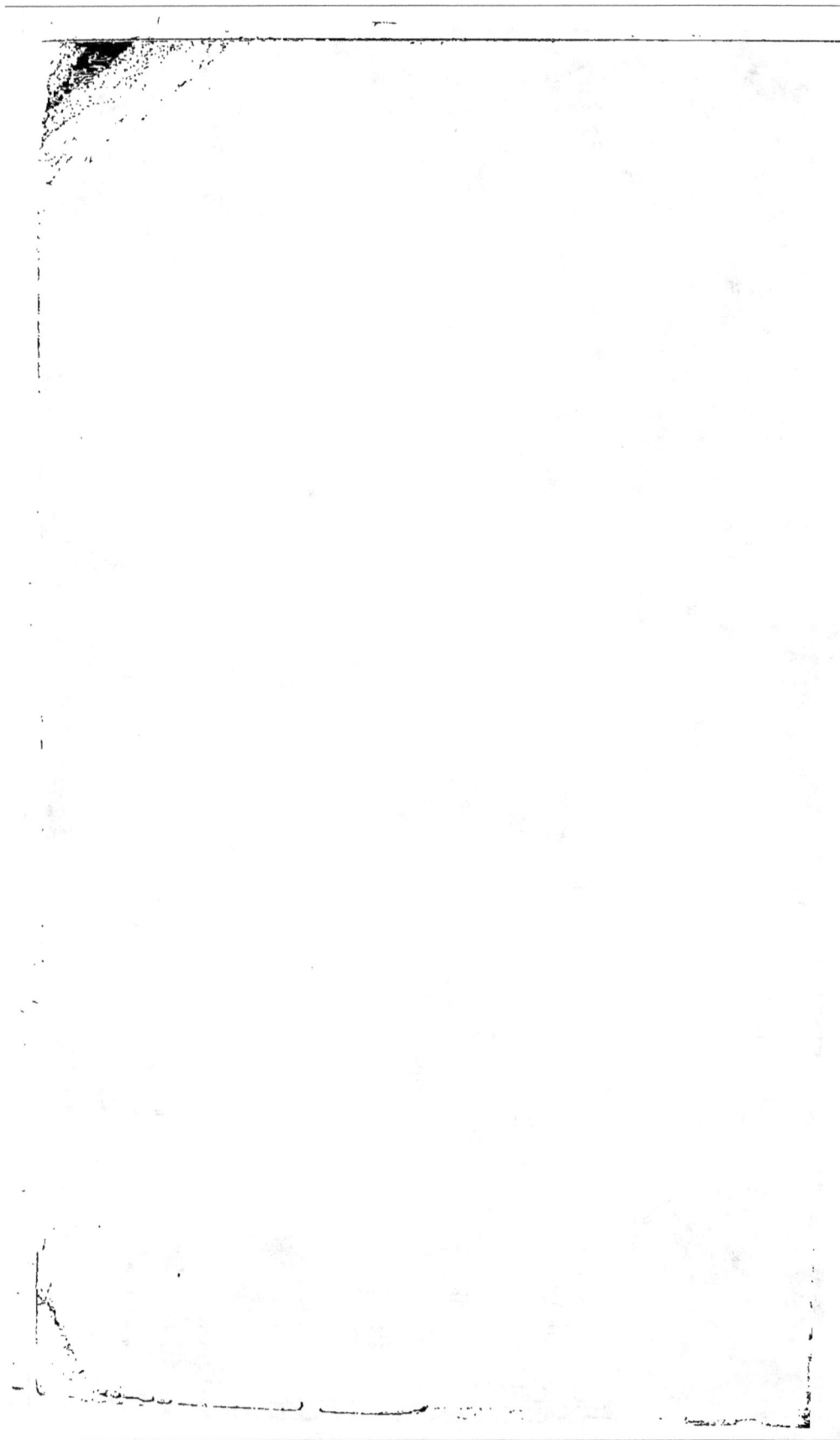

LES

FEMMES DU MONDE

LIBRAIRIE DE E. DENTU

DU MÊME AUTEUR

ROLANDE

Étude parisienne

4e édition, un volume gr. in-18 jésus, prix : 3 francs.

Paris. — Imprimerie Alcan-Lévy, rue de Lafayette, 61.

BACHAUMONT

LES FEMMES DU MONDE

PARIS
E. DENTU, ÉDITEUR,
Libraire de la Société des Gens de Lettres
PALAIS-ROYAL, 17-19, GALERIE D'ORLÉANS

1876

LE FAUBOURG

SAINT-GERMAIN

LE FAUBOURG SAINT-GERMAIN

Nous vivons dans le pays des contrastes, la France est timbrée à l'effigie républicaine, et jamais l'aristocratie n'a relevé si haut la tête et tenu tant de place — avec et sans *s*. — Non-seulement l'article mariage n'a été dans aucun temps aussi florissant parmi la clientèle de M. Borel d'Hauterive, et on y fait souche nobiliaire à outrance au nez et aux épis de la gaillarde démocratique qui incarne notre gouvernement, mais encore le faubourg Saint-Germain — alors que la Chaussée-d'Antin n'ouvrait pas ses volets et que le faubourg Saint-Honoré n'allumait ses fourneaux qu'au seul n° 129, un numéro d'Altesse Royale encore ! le faubourg Saint-Germain a tenu table ouverte depuis la chute de la Commune, et s'est donné les violons comme si c'était toujours le grand Roi qui siégeait à Versailles.

La cause de cette anomalie est assez simple au fond. De retour à la vie politique après s'en être tenu à l'écart pendant vingt années, le monde des anciens partis — comme on l'appelait encore le 3 septembre 1870— n'a pas assez de lampions pour célébrer sa résurrection.

Une des plus intelligentes grandes dames de la rue de Varennes peignait exactement cette situation quand elle disait, il y a quatre ans :

« Nous sommes des gens revenus à la santé après avoir été condamnés par tous les médecins ; nous avons besoin de nous le prouver à nous-mêmes à pleins poumons. »

Depuis 1871, le faubourg Saint-Germain est donc devenu un sujet d'actualité, et tous les journaux s'occupent de ses faits et gestes. Malheureusement, ils le connaissent à la célèbre façon dont Dumanet connaissait les truffes : pour avoir été brosseur d'un capitaine qui en avait mangé, et la plupart du temps, leur compte-rendu des réceptions de la rive gauche s'est borné à donner l'adresse de l'amphitryon.

C'est l'almanach Botin appliqué à la chronique mondaine.

A ce propos, il est curieux de remarquer que la plupart des écrivains, en France, semblent s'être donné pour règle de parler des salons sans jamais y aller. Aussi que de sottises au sujet du monde, de ses pompes et de ses œuvres, que de solécismes grossiers sous les plumes les plus connues, dans les romans les plus lus, dans les pièces les plus applaudies!... On dénature les usages du monde, on lui prête des mœurs, des façons qu'il n'a pas. On l'habille comme il ne s'est jamais habillé, et on le travestit au physique et au moral — sans vergogne.

Cependant que les mêmes auteurs parlent mécanique, médecine, histoire naturelle, chimie, ils s'efforceront de ne point commettre d'erreur, et iront se renseigner aux sources mêmes. Pourquoi n'agiraient-ils pas de même pour les choses du monde? Ont-ils la prétention d'être éclairés à leur sujet, d'intinct?

Si les écrivains se doutaient du tort que font à leurs livres et à leurs personnalités auprès des gens du monde, toutes les bévues sociales qu'ils renferment, ils regarderaient à deux fois avant de tremper ainsi à l'aveuglette leur plume dans l'écritoire. Quel crédit voulez-vous que l'auteur trouve auprès du lecteur, quand celui-ci s'aperçoit, dès les premières lignes, que l'écrivain ignore autant le monde qu'il a la prétention de peindre, que l'hébreu ou le chaldéen. L'auteur est toisé du coup et son ouvrage avec.

Ce n'est pas cependant que le faubourg Saint-Germain — comme l'Empire du Milieu pour les chrétiens, — soit un pays fermé aux écrivains. — Nulle part ailleurs au contraire, pourvu que leur plume soit sans peur et sans reproche, ils ne sont mieux accueillis et plus fêtés, et le temps n'est plus où madame Swetchine, sollicitée de recevoir chez elle le romancier de la *Dame aux Camélias,* sous prétexte qu'il désirait connaître un salon du faubourg Saint-Germain, répondait :

— Je ne demande pas mieux, mais le jour où M. Dumas serait dedans, mon salon ne serait plus un salon du faubourg Saint-Germain.

Mais la profession d'homme de lettres à notre époque est si absorbante que bien peu, parmi ceux qui l'exercent, ont le loisir d'y joindre la qualité de mondain — surtout avec le cahier des charges et servitudes qu'elle comporte — et ce coin de Paris, malgré l'esprit d'investigation de notre temps, reste, en somme, plus soupçonné que connu.

Voilà ce qui nous a donné l'idée d'en esquisser ici la carte et de nous en faire le géographe de bonne volonté.

I

Le faubourg Saint-Germain est borné au nord par le salon de la duchesse Pozzo di Borgo et celui de la duchesse d'Avaray ; à l'est par le salon de la duchesse de Galliera ; au sud par le salon de la comtesse Duchâtel, et à l'ouest, enfin, par le salon de la comtesse de Béhague. Il y a bien, entre ces divisions, quelques points intermédiaires ; le salon de la comtesse de Mirepoix, celui de la comtesse de Croix, de la duchesse de Bisaccia, mais je veux m'en tenir aux grandes lignes. C'est elles qui limitent, d'ailleurs, tout le mouvement du faubourg ; en allant de l'une à l'autre, nous l'explorerons sous ses diverses manifestations, réceptions, mariages, coutumes, conversations, modes et *tutti quanti.*

C'est dans un majestueux hôtel de la rue de l'Université, dont les pierres noircies par le temps attestent la vieille noblesse, que se trouve le salon de la duchesse Pozzo di Borgo. Les appartements de réception, précédés de deux salles d'attente, se succèdent en enfilade au rez-de-chaussée, et sont rehaussés d'une décoration uniforme, de l'effet le plus éclatant et le plus harmonieux. La duchesse Valentine Pozzo est la seconde des quatre filles du dernier des Crillon : le général duc de Crillon, mort en 1870 ; ses sœurs sont la marquise de Chanaleilles, la duchesse de Caraman et la comtesse de Lévis-Mirepoix. Au mois de janvier dernier, elle a fêté le quarante-troisième anniversaire de son mariage avec le duc Charles Pozzo.

Douée d'un jugement très sûr et d'un goût très fin, ayant beaucoup écouté et beaucoup retenu, elle possède au plus haut point cet art suprême de la conversation, qui consiste moins à étaler son esprit qu'à en faire trouver aux autres. Le grand passé diplomatique des Pozzo, les nationalités diverses auxquelles ils furent attachés — Corses Russes, Français — ont fait tout naturellement, du salon de la duchesse, un centre cosmopolite où l'on est toujours sûr de rencontrer quelques hommes considérables des divers États européens, anciens ministres dirigeants dans leur patrie ou représentants de leur souverain en France.

A l'hôtel Pozzo, on tient pour le droit divin international et les seules concessions qu'on fasse au libéralisme des temps ne vont pas au-delà de la Charte — édition *princeps* — celle de 1814. Ce salon théocratique est donc un terrain d'élection pour l'Eglise, et Mgr Dupanloup s'en montre l'hôte assez assidu pendant ses séjours à Paris. Un beau soir de réception, le prélat, s'appuyant à la cheminée, annonça tout à coup qu'il avait une présentation solennelle à faire. Immédiatement silence général. L'illustre évêque présenta alors à ce monde paré pour une fête et tout chatoyant de diamants et de décorations, *sainte Madeleine*, et lui demanda de restaurer la fameuse grotte dite *la Sainte-Beaume*, où elle passa les trente dernières années de sa vie. Je vous laisse à penser si la reconstruction demandée fut votée d'acclamation, et si la noble assemblée se montra généreuse! Cette scène donne bien la physionomie du monde que je cherche à esquisser, et voilà pourquoi j'ai tenu à la noter. Ce n'est pas seulement un détail anecdotique : c'est un trait de caractère.

Si le salon de la duchesse Pozzo est essentiellement cosmopolite, celui de la duchesse d'Avaray ne reconnaît qu'une enseigne : l'écu de France, et est voué tout entier au blanc le plus pur et le plus immaculé. C'est l'extrême droite mondaine du faubourg. On sait, d'ailleurs, quels liens de dévouement d'une part et de reconnaissance de l'autre unissent la famille de Bésiade d'Avaray à la branche aînée des Bourbons. Le roi Louis XVIII a pris soin d'en consacrer lui-même la mémoire en donnant pour devise à son compagnon d'exil, lorsqu'il lui conféra le titre de duc, ces mots caractéristiques : *Vicit iter durum pietas*, et en l'autorisant à introduire dans son écusson les armes de la maison de France.

Le duc d'Avaray actuel, ancien officier de cavalerie sous Charles X, est resté fidèle aux affections de son père. Chez lui, on ne se contente pas d'aimer le drapeau, on porte la cocarde.

La duchesse Mathilde d'Avaray, qui appartient à la branche des marquis de Mortemart, est une des personnalités les plus sympathiques de la société aristocratique, et y exerce une influence considérable. J'en aurai donné exactement la mesure, en langage mondain, quand j'aurai dit que c'est la femme de tout le faubourg qui reçoit le plus de visites — pour de vrai. Dans les autres maisons, on s'acquitte avec sa carte ; chez elle on paye de sa personne.

A ses réceptions diurnes de semaine, dans ce bel hôtel de la rue de Grenelle, une des rares demeures du faubourg Saint-Germain qui gardent inscrit à leur fronton le nom de leur propriétaire, et dont l'escalier monumental est célèbre du pont des Saints-Pères au pont Louis XV, — il se succède jusqu'à quatre-vingts et cent personnes. Un joli contingent, n'est-ce pas ? et dont la maison de Socrate aurait eu peine à s'accommoder.

II

Le monde du faubourg Saint-Germain est d'ail-
eurs très grand faiseur de visites. Il forme une pe-
ite province où chacun se connaît et s'intéresse
ux affaires les uns des autres. Les riens de la vie
' tiennent plus de place que dans tout autre
nilieu.

On y a tant d'heures à dépenser, et il est si doux
e tuer le temps sur le dos du prochain ! Ce sont les
emmes surtout qui occupent leur après-midi à
aire des visites. Les hommes, eux, ont la Cham-
re, les conseils d'administration, le club, les che-
aux et beaucoup d'*et cætera*. Mais elles !... la
uestion des enfants, qui prime toutes les autres
lans les intérieurs bourgeois et y centralise en
uelque sorte les préoccupations, a dans leur exis-
ence sa solution marquée à l'avance : les fils vont
hez les Pères ou sont confiés à des précepteurs —
resque toujours ecclésiastiques — les filles sont
lacées au Sacré-Cœur, aux Oiseaux, ou remises
ntre les mains exclusives d'une institutrice.

Dans ce dernier cas, quand elles se marient, on
ait à celle-ci une rente de trois à cinq mille francs,

jamais davantage. Le mariage, voilà l'objectif toujours présent au faubourg Saint-Germain, le but incessant de toutes les combinaisons, soit qu'il s'agisse de sacs à trouver pour des parchemins qui tombent en poussière, soit qu'on veuille fortifier l'influence de deux nobles familles en les alliant l'une à l'autre. Les relations de couvent et de sacristie jouent un grand rôle en tout cela. Je pourrais citer vingt unions marquantes pour une dont le parloir du Sacré-Cœur a vu le prélude.

C'est une règle dans le monde aristocratique de ne pas dépasser un certain taux pour les dots. Presque toujours, elles ne se donnent même qu'en rentes, et quinze à vingt-cinq mille francs l'an sont le chiffre consacré. On estime qu'un jeune ménage a tout profit à ne pas être à la tête d'un état de maison trop considérable et qu'il faut réserver les capitaux pour l'établissement des enfants à venir. Les gros sacs en dots sont laissés à celles qui n'ont pas de parchemins à y joindre et sont réduites à les acquérir par contrat de mariage.

« Il est tout juste qu'elles paient la couronne qui manque à leur trousseau, disait mademoiselle de B...; nous, nous la tenons de famille, c'est une économie pour la corbeille de noces. »

Puisque nous parlons mariage, notons un fait curieux bien particulier au terroir qui nous occupe :

Le faubourg Saint-Germain, seul maintenant à

Paris, garde encore la tradition de la toilette spéciale pour messe de mariage. Tandis que sur la rive droite de la Seine, on se rend à une messe de ce genre en tenue de visite, sur la rive gauche on n'y vient qu'en grand habit — comme on disait au beau siècle, celui du Roi-Soleil.

Les femmes portent le chapeau blanc ou tout au moins de couleur claire, avec garniture de plumes ou d'aigrettes. Les robes à traîne et aussi luxueuses que possible sont rehaussées de mantelets de dentelle — blanche pour la plupart; — enfin, détail caractéristique, les boucles d'oreilles de fantaisie, — de règle pendant le jour, — sont remplacées, pour la circonstance, par des boutons en diamant.

J'aime ce faste déployé par l'assistance à une messe de mariage; il est de bon goût et plein de tact. C'est comme un hommage de plus rendu aux mariés, un témoignage non-seulement de politesse, mais de sympathie à leur endroit. Il semble qu'on s'associe par sa parure, plus luxueuse qu'à l'ordinaire, à la solennité de la journée. On n'est pas seulement témoin de la cérémonie, on en prend sa part de joie et d'espérance.

Le faubourg Saint-Germain, qui excelle dans l'art des nuances, comprend admirablement ce sentiment, et les cérémonies matrimoniales ont chez lui un caractère grandiose et majestueux qu'on ne retrouve pas ailleurs. Le célibataire le plus endurci

2

prononcerait le *oui* fatal rien que pour se voir marier à Sainte-Clotilde.

III

— Monsieur le duc, je désirerais vous présenter...

— Oh ! adressez-vous à madame de Galliera ; c'est elle qui a la signature de la maison.

Et le fait est que c'est madame de Galliera qui règne et gouverne dans son salon. Née de Brignoles-Sales, c'est elle qui a implanté dans la société aristocratique le blason tout battant neuf des Galliera en y accolant son vieil écu. L'hôtel où elle donne ses réceptions du lundi, si recherchées, si choisies, est le plus magnifique qui soit à Paris. Soixante voitures peuvent tenir rangées en bataille dans sa cour; mille invités peuvent circuler à l'aise dans ses salons, — de vrais musées par le nombre et la qualité des objets d'art qui les décorent. — Enfin, son jardin est un parc qui s'étend de la rue de Varennes à la rue de Babylone. Cette résidence, vraiment royale, appartenait à Madame Adélaïde, et c'est ce qui explique l'assiduité des princes d'Orléans à se rendre aux soirées de madame de Galliera : ils viennent chercher sous ces lambris hospitaliers des souvenirs de famille.

Bien que les sympathies personnelles des maîtres de céans soient pour la maison d'Orléans, comme leur salon est ouvert aux partis légitimiste et impérialiste, une pièce spéciale est affectée aux princes de la branche cadette des Bourbons et aux fidèles qui veulent rendre leurs devoirs à Leurs Altesses Royales ; de cette façon la duchesse de Galliera contente tout le monde et ses princes. Mais ce n'est pas sans peine qu'elle en est arrivée là.

Il a fallu l'émoi causé, un beau soir, par la duchesse de Mouchy s'asseyant, — avec ou sans préméditation, on n'a jamais éclairci ce point, — sur le même canapé que la comtesse de Paris, avant de prendre cette mesure..

La qualité de maîtresse de maison n'est point tout agrément avec la bigarrure d'opinions et l'esprit de parti qui règnent dans le monde à présent. A chaque pas, dans un salon, on risque de marcher sur une prétention. Il faut un art véritable pour savoir caser tous les drapeaux qu'on reçoit.

Les intermèdes de comédie et de musique tiennent une large et intelligente place aux réceptions de l'hôtel Galliera.

Avant la guerre, mademoiselle Nilsson était la cantatrice attitrée des concerts de l'hôtel. Elle n'y était pas reçue seulement comme artiste, mais aussi comme femme. Plusieurs fois elle y dîna en compagnie de quelques familiers d'élite de la maison, notamment du marquis d'Aoust, l'auteur de l'*Amour voleur* et de plusieurs partitions qu'un directeur trouverait tout profit à faire connaître à la masse du public, au lieu d'en laisser le privilége aux dilettantes mondains. Après le dîner, la diva se mettait au piano et chantait un morceau ; puis on parlait d'autre chose. Ce n'était pas la cantatrice qu'on fêtait, et on tenait à le lui marquer.

Je voudrais bien m'arrêter encore dans ce milieu sympathique et attrayant, dire un mot des rapports entre artistes et amphitryons dans la haute société parisienne ; mais je suis comme ces forçats du plaisir qui ont plusieurs maisons où se rendre dans la même soirée : à peine sont-ils entrés dans une qu'il leur faut songer à courir dans une autre.

IV

En mettant le pied sur la première marche du perron à l'italienne de l'hôtel Duchâtel, nous entrons en pleine société orléaniste... « *Les princes,* » là, sont dieux.

La haute bourgeoisie, la grande propriété, l'Institut — surtout la section des sciences morales et politiques — ont leurs grandes et petites entrées dans ce salon, justement surnommé par M. de F... *les pommes de terre* du faubourg.

Il semble, en effet, une succursale fondée par les membres du *Cercle agricole*, à l'usage de leurs femmes et de leurs filles. Les concerts même de cette maison hospitalière aux arts et où un temple de verdure et de fleurs a été élevé à *la Source* d'Ingres, ont une allure classique qui sent son monde académique et doctrinaire. Salon sérieux, mais en somme intéressant et de bon ton, que les apprentis de la carrière politique trouveront tout profit à fréquenter.

Le duc de la Trémoïlle qui, en s'unissant à mademoiselle Duchâtel, a trouvé dans la corbeille de sa femme les millions qu'avaient oublié de lui laisser ses aïeux, est, chez sa belle-mère, le centre de la fraction qui veut bien conserver « le drapeau chéri » du duc d'Aumale, mais en y faisant la belle part à la bande blanche. Très distingué d'esprit et de manières, il tient de sa mère, le type accompli de la vraie grande dame. Sans fortune, en effet, cette représentante de la maison de Sérent a su porter aussi haut que les plus riches le nom quasi royal de la Trémoïlle.

On raconte qu'un soir, au château de Chaumont, chez le comte Walsh, une partie allait s'engager.

— La mise sera d'un louis, fit quelqu'un.

— En ce cas, reprit gaiement la duchesse de la

2

Trémoïlle, souffrez que je me retire, car là où vous mettriez un louis, je ne puis risquer, moi, que vingt sous.

De pareils traits, en l'honorant, peignent tout un caractère.

A côté de sa fille, la duchesse de la Trémoïlle, la comtesse Duchâtel est aidée dans les honneurs de son salon par sa bru, la comtesse Napoléon Duchâtel, née d'Harcourt. La jeune comtesse, très portée aux choses hippiques, rallie autour de son fauteuil tout l'élément sportif de l'hôtel de la rue de Varennes. C'est elle qui disait au moment de son mariage: « Le plus beau diamant a moins de prix pour moi qu'un cheval de race. » Aussi son mari joignit-il toute une écurie à sa corbeille de noce.

V

Bien que madame de Béhague soit inscriste parmi les visiteurs du comte de Chambord à Wiesbaden en 1850, sa demeure de l'avenue Bosquet est surtout un terrain mondain où le plaisir seul est roi.

Madame de Béhague est parvenue à faire aller chez elle l'élite de la société aristocratique, la *crème*, comme on dirait à Vienne, le *gratin*, comme on dit au faubourg.

Sa grâce hospitalière, son tact exquis, son art du beau-vivre ont opéré ce miracle.

C'est surtout dans l'organisation des fêtes à grand nombre qu'elle excelle, et ses bals sont certainement les plus brillants et les plus animés du faubourg.

Quelqu'un lui demandait, un soir, comment elle était arrivée à faire son salon et à entourer ses mercredis d'un renom européen dans le *high-life*.

— Mon secret est bien simple, répondit-elle spirituellement : j'ai étalé mes gâteaux, les faisant aussi appétissants que possible. On y a mordu une fois et on en a redemandé.

La galerie, les salons de l'hôtel de Béhague sont magnifiques, mais ce qui est surtout apprécié des invités, c'est le vestibule-serre sous lequel on descend de voiture complétement à couvert. Madame de Béhague l'a fait ajouter, peut-être au détriment de l'harmonie architecturale de son hôtel, mais à coup sûr au grand avantage de ses hôtes. Il serait bien à désirer que toutes les maisons où l'on a l'habitude de recevoir soient pourvues de cette assurance contre la grippe et les fluxions de poitrine : en ces temps de neige, une telle construction est la meilleure que puisse montrer un amphitryon à l'adresse de ses conviés.

La comtesse de Béhague, qui doit son titre à la

regrettée duchesse de Parme, sœur du comte de Chambord, a quelque peu joué un rôle dans la politique européenne sous la monarchie de Juillet. Les journaux de cette époque, les *Nouvelles à la main* entre autres contiennent plus d'un entrefilet sur ce côté de sa physionomie. Sa *villa* à Bade a été jusqu'à la guerre le rendez-vous d'été des têtes couronnées sur les bords du Rhin, et l'impératrice Augusta s'en montrait l'hôte assidue. Aujourd'hui, la villa est fermée! Ce sont là jeux de la guerre et du hasard. Je ne saurais quitter l'hôtel de l'avenue Bosquet sans nommer les deux individualités féminines qui luttent de bonne grâce avec la maîtresse de céans dans l'hospitalité à y exercer : l'une est sa fille, la marquise d'Aramon, âme généreuse toujours en quête de quelque bonne action à faire, l'autre, sa bru, madame Octave de Béhague, née de Haber, une des personnalités les plus brillantes et les plus appréciées du beau monde.

On sait que M. de Béhague, l'un des premiers éleveurs de France, a fait de sa terre de Dampierre un domaine modèle égal à ce que possède l'Angleterre de mieux compris en ce genre.

VI

A présent que vous connaissez les grands centres mondains du faubourg, il faut que je vous dise un mot de la façon dont on va dans le monde en ce milieu si particulier, comment on s'y habille et comment on y cause.

Je l'ai déjà indiqué plus haut : les femmes, dans la société aristocratique, ont leur existence très séparée de celle de leurs maris : les relations extérieures se ressentent de cet état de choses. C'est ainsi que très souvent elles arrivent seules à une soirée : les maris ou les fils viendront de leur côté, ou même ne les rejoindront pas, personne ne s'en inquiète. C'est admis. Dans les salons bourgeois, semblable chose paraîtrait une énormité.

Si, en matière d'usages, on est assez innovateur au faubourg, en revanche on y est très retardataire en matière de toilettes. On y suit la mode, mais on ne la fait pas. Les derniers tours-de-tête à fleurs se voient à Saint-Thomas d'Aquin et les jupes unies étalent encore leurs plis majestueux sur les tapis de la rue de Varennes. Cependant les nombreuses alliances contractées par le faubourg avec la finance et la colonie américaine tendent, depuis quelques années, à y introduire un élément à cotillon plus tapageur. Les douairières appellent ces élégantes : les jupons rouges, parce qu'ils sont plus avancés que les autres.

On cause un peu comme on s'habille au faubourg, d'une façon contenue et, tranchons le mot, convenue, car, comme le poëte l'a si bien dit :

Là, chaque action est marquée
Au coin précis du « comme il faut, »
Et la vie entière est parquée
Entre ni trop bas ni trop haut.

On y parle un peu église, beaucoup politique, passionnément arts, musique surtout. La littérature ne vient qu'en seconde ligne sur le tapis, et on y affecte d'ignorer les journaux. Cependant le faubourg compte dans la presse bien des représentants plus ou moins déguisés, et nombre de grandes dames ne dédaignent pas de tremper leurs doigts roses dans l'encrier : La marquise d'Harcourt, née de Beaupoil-Sainte-Aulaire, après avoir écrit le beau livre : *Madame la duchesse d'Orléans*, a publié une *Vie de Jeanne-d'Arc* qui est le pendant en littérature de l'œuvre de la princesse Marie en sculpture. Même simplicité, même charme, même grandeur touchante; la comtesse d'Armaillé s'occupe de travaux historiques ; la comtesse de Flavigny publie des ouvrages de piété, la comtesse d'Haussonville se fait éditer chez Michel Lévy ; madame Craven, née de la Ferronays puise dans ses souvenirs de famille des récits de l'enseignement le plus élevé et de l'attrait le plus puissant ; j'en passe et des plus dignes d'être nommées.

La peinture est en grand honneur dans la société aristocratique : la duchesse douairière de Fitz-James est la *Rosa Bonheur* du monde nobiliaire, de même que la marquise de Mun en est la *Rosalba*.

La duchesse de Chevreuse fait admirer ses pastels à l'Exposition des Beaux-Arts, comme la comtesse de la Bassetière ses aquarelles.

Les chevaux et le sport y tiennent aussi une large place, non-seulement côté des hommes, mais côté des filles d'Ève, et le *Jockey-Club* pourrait fonder une succursale féminine à laquelle les adhésions ne manqueraient pas.

LES DERNIÈRES

GRANDES DAMES

LES DERNIERES GRANDES DAMES

Si j'ai peint avec tant de minutie le faubourg Saint-Germain, — laissant de côté le faubourg Saint-Honoré et la Chaussée-d'Antin, — c'est que la société qu'il représente est en train de disparaître, et qu'avant trente ans il n'en restera plus trace. Comme les dieux et les rois, le vieux monde s'en va! Les boulevards nouveaux percés par M. Haussmann à travers le faubourg, en dénaturant son aspect et ses conditions d'habitation, ont aidé à détruire son caractère et à transformer ses mœurs. Où s'étalaient au large les vieux hôtels patrimoniaux, s'élèvent de bourgeoises maisons à cinq étages; les jardins qui fleurissaient en si grand nombre sur la rive gauche de la Seine s'y comptent aujourd'hui. Laissez continuer l'œuvre des démolisseurs, à peine commencée, et s'accentuer le progrès du temps, il n'y en aura plus. Les arbres auront partout fait place à des moëllons de rapport.

La jeune noblesse qui se marie la plupart du temps à des héritages battant neuf, veut se loger à l'unisson de ses écus. Elle émigre au boulevard Malesherbes, au faubourg Saint-Honoré, dans les quartiers qui avoisinent l'Arc-de-Triomphe. Transplanté là, le monde nobiliaire perd sa physionomie. Il subit la loi fatale du cadre. Il n'y a plus de différence entre la maison la plus titrée, comme tenue, comme ton, comme coutume, et l'hôtel du financier qui la touche. Tout est passé au neuf — à ce même neuf fastueux, aveuglant et si monotone en son éclat.

Dans les journaux, dans les livres, au théâtre, on n'entend parler que de grandes dames. « Grandes dames » est devenu le « tarte à la crême » de la chronique, par le temps de république qui court.

Et cependant il n'y a plus de « Grandes dames. » La démocratie est en train de les tuer comme bien d'autres choses. Elles disparaissent dans le pêle-mêle social, dans la bigarrure générale qui caractérisent notre temps. Pour ne prendre que les duchesses et les princesses du jour, vous trouverez la duchesse Marguerite de la Trémoïlle et de Thouars, princesse de Tarente et de Talmont, le plus ancien titre ducal de France, — petite-fille de M. Paulée, qui possédait beaucoup de sacs, mais pas le moindre parchemin ; la duchesse d'Uzès — la plus vieille pairie du pays — a pour aïeule madame Clicquot ; la princesse Jeanne de Sagan, future duchesse de Talleyrand-Périgord, est fille de M. Seillière, qui fut industriel et financier ; la duchesse de Montmorency, sa belle-sœur, a pour grand-père le célèbre M. Aguado, qui acquit titres et millions à la sueur de son front ; la princesse Auguste d'Arenberg descend du banquier Greffulhe ; la duchesse d'Audiffret-Pasquier est née Fontenilliat, une maison de receveurs généraux ; la duchesse Laure de Bauffremont est née Leroux ; la duchesse Gabrielle de Berghes s'appelle Seillière, sur son acte de naissance ; la princesse Amédée de Broglie est fille de feu M. Say, le raffineur ; la future duchesse des Cars est petite-fille de Narcisse Lafond, ancien régent de la Banque de France ; la duchesse Iphigénie de Castries a pour père le banquier Sina ; la marquise de Gallifet, princesse des Martigues, est fille de M. Laffitte, qui relève du même ordre social ; la duchesse de Caylus est née Fafournoux ; la duchesse de Praslin, Forbes, la duchesse de Gadagne, Joëst, — famille de négoce et de finances, — la

3.

princesse Camille de Polignac, fut mademoiselle Langenberger; la duchesse future de Richelieu appartient à la famille Heine; la duchesse de la Rochefoucauld et de la Rocheguyon, princesse de Marcillac, est née Bouvery; la duchesse Angélique de Tascher de la Pagerie, Panos. Je passe sur les duchesses de l'Empire, sur les marquises, les comtesses et les baronnes : la liste ne finirait plus.

Nous avons conquis les principes de 1789, qui sont immortels, comme chacun sait; triomphons-en jusqu'au délire, soit; mais nous avons perdu les grandes dames, ayons la franchise d'en convenir.

Où les trouvons-nous, en effet, maintenant, ces femmes si parfaitement empreintes d'un sentiment de vraie grandeur que, les rencontrant sans les connaître dans la rue, dans un magasin, vous subissiez aussitôt l'ascendant de leur supériorité ? Elles n'avaient point besoin pour cela de chapeaux à plumes ni de robes à falbalas : leur façon de porter le châle le plus simple, le vêtement le plus ordinaire, était à elle seule tout un indice.

Elles parlaient d'un ton égal, nettement et sans cris, et étaient bien loin des prétendues grandes dames du jour, — nées dans l'arrière-boutique, — qui se figurent que les éclats de voix, l'accent anglais, sont la suprême marque de l'aristocratie. Elles riaient à belles dents, mais sans tapage, sachant tout dire et tout faire entendre, à la fois ni prudes ni bruyantes; aucune petitesse ni dans l'esprit ni dans les manières, et descendant quand il le fallait vers les autres, afin de les élever jusqu'à elles; le faste n'était pas pour elles une enseigne, mais une habitude; tout à leur entour était splendide, magnifique, grand. Aussi loin de se prévaloir de ce cadre que d'en vouloir humilier d'autres existences, toujours riches, toujours nobles dès le berceau, il leur semblait tout naturel d'être ce qu'elles étaient.

Généreuses avec persistance et intelligence, elles ne doublaient pas leur prodigalité d'un jour de la parcimonie d'une semaine, et fuyaient autant l'affectation de la dépense que celle de l'économie.

Leur trait caractéristique, d'ailleurs, était le naturel, la simplicité, et elles savaient merveilleusement que tout ce qui est affiche est bourgeois.

Vous voyez qu'il y a loin de ces grandes dames typiques à celles du jour, et que c'est une institution disparue. La société dans laquelle elles vivaient s'est transformée par suite des alliances qu'elle contracte chaque jour avec la finance et la colonie américaine, et l'élément qu'elle nous montre n'a rien à démêler avec les grandes dames d'antan.

On a beaucoup critiqué, — ne le connaissant guère, — ce vieux monde du faubourg Saint-Germain où je vous conduisais tout à l'heure, ce *gratin* traité de rance et de suranné.

Notre belle époque de nivelage est en train de détruire tout cela. Puisse-t-elle ne jamais regretter son inégalité du passé et ses dieux d'autrefois !...

A L'ASSEMBLÉE

A L'ASSEMBLÉE

SAVEZ-VOUS pourquoi les reines d'Angleterre gouvernent mieux que les rois ? — disait un jour je ne sais plus quelle grande dame à un ministre. C'est que les hommes gouvernent sous le règne des femmes, tandis que des femmes gouvernent sous le règne des hommes.

C'est là un mot profond et dont l'histoire, vue des coulisses, nous montre la vérité à chaque page. Le régime parlementaire, aussi bien que le régime personnel, s'est accommodé de cette intervention des femmes dans les choses de la politique, et pour être moins avouée alors, elle n'en a été que plus pénétrante et plus sûre. On connaît l'influence exercée sous la Restauration par la marquise de Montcalm, la princesse de Vaudemont, la duchesse de Duras et la comtesse de Rumford. Avec la monarchie de Juillet, le rôle des femmes sur la scène gouvernementale prit une importance plus grande encore, et plus d'un ministre ou d'un diplomate eut à compter avec la princesse de Lieven, la vicomtesse Merlin, madame de Béhague, madame Dosne, la marquise de Pastoret, madame de Rémusat, la duchesse de Dino et la comtesse de Boigne, qui disait à la fin de sa vie : « J'ai été un peu plus mêlée à la politique de mon temps, et quelquefois avec un peu plus d'influence que ne le croit M. Guizot. »

Sous l'Empire, bien que Napoléon III pût dire : L'Etat, c'est moi ! l'élément féminin ne disparaît pas du monde politique. En dehors de l'impératrice, nous trouvons, soit dans le camp impérialiste, soit sous la bannière de l'opposition, madame Drouin de l'Huys, la comtesse Walewska, la princesse de Metternich, la duchesse de Galliera, la comtesse Lehon, la marquise de Lagrange, la comtesse d'Haussonville, et *tutte quante.*

La reprise du régime parlementaire et les temps si favorables aux intrigues dans lesquels nous nous agitons ont rendu aux femmes toute leur prépondérance en matière politique, et l'on a pu voir depuis quatre ans, à Versailles, de quel poids elle pèse.

Il n'est pas, en effet, de député un peu important, de chef de groupe autorisé, en un mot, de sept cent cinquantième de roi-soleil, qui n'ait à Versailles sa Maintenon attitrée, portant dans ses jupes la direction de son mandat.

Ces dames, — qui, s'occupant ouvertement des affaires du public, trouveront juste, je pense, que le public leur rende leur politesse, — sont suivies d'une foule de sous-Maintenons, — étoiles in-32, — aspirant à passer au rang d'astres de première grandeur.

Ah ! les beaux salons que crée là la politiquomanie !... On ne s'y inquiète ni du mariage du jour ni de la mode de demain, mais bien du rapport de la loi sur les eaux-de-vie et des travaux des bureaux. Les plus doux entretiens s'y échangent sur les exposés des motifs ou les ordres du jour, et l'on s'y passionne pour les scrutins par assis et levé. En guise de fable, les mères y font réciter par cœur aux enfants les discours de M. de Broglie ou de M. Gambetta, — selon la maison, — et pour image, on leur promet, s'ils sont sages, la photographie du conseil des ministres.

A la Chambre, vous reconnaissez la sous-Maintenon à son immanquable lorgnette. Elle ne la quitte pas plus que les sportmen sur le turf. Elle a une façon de saluer de ce petit meuble les honorables de sa connaissance qui n'appartient qu'à elle, et en joue comme Célimène de son éventail.

Au courant de tous les cancans des coulisses législatives, elle sait combien de morceaux de sucre M. Thiers a mis dans son café et le dernier cheval acheté par M. de Mornay. Les commissions les plus mystérieuses n'ont pas de secret pour elle et elle vous dira au juste de combien de lignes avance chaque jour le travail des rapporteurs.

Les journaux la préoccupent fort. Elle note au crayon rouge ce qu'ils disent d'elle, et à l'occasion fait remercier par un de ses officieux les rédacteurs qui lui ont été agréables. Par exemple, malheur à ceux qui marchent sur ses jupes. C'est à une Maintenon de haut bord qu'un publiciste bonapartiste bien connu dut d'abord la suspension de la feuille où il écrivait, puis la suppression de celle qu'il avait fondée.

Aux grandes soirées parlementaires elle arbore volontiers un chapeau allégorique. Le *Rabagas* a été inventé par une Maintenon et une autre lui a donné la réplique par le nœud-Chambord.

Les *donne* de la politique soignent leur attitude jusque dans le choix de la couleur des plumes qu'elles portent, et elles attachent une importance — très juste d'ailleurs — à leur coiffure.

Dans les loges de l'Assemblée, en effet, peu importe la robe, sa coupe ou ses garnitures : on ne la voit point. C'est la tête qui est tout et qui décide du succès de la spectatrice. Aussi quelle merveilleuse réunion de chapeaux !... Le magasin de modes le mieux achalandé n'en saurait offrir une collection plus attrayante.

La salle avec ses marbrures chocolat et ses fonds rouge-brun appelle les couleurs claires. Le blanc, le bleu chine, le vert d'eau, le maïs y font admirablement ressortir les visages féminins qu'ils encadrent, et jamais une véritable élégante n'affrontera l'Assemblée avec une capote marron ou noire. Demandez plutôt à la princesse Troubetzkoï ou à la duchesse Decazes.

La vue des chapeaux des tribunes est une douce compensation, à la Chambre, aux nuques dépouillées de cheveux, sinon d'artifice, qui peuplent le parquet. Vu des loges du cintre, en effet, le parterre de l'Assemblée, avec tous ces crânes d'ivoire, a l'air d'un jeu de domino — au moment du *blanc partout*. Devant cette nudité capillaire, que doivent penser les cariatides de la salle, elles qui ont contemplé naguère tant de perruques !... Décidément tout s'en va aujourd'hui : les dieux, les rois, les cheveux — hélas ! et les têtes avec.

DEVANT L'AUTEL

4.

DEVANT L'AUTEL

S'il est un milieu où le Paris mondain est intéressant à étudier, c'est bien dans sa dévotion et les endroits où il la manifeste. Il a des chapelles d'élection, des autels privilégiés à peu près inconnus des profanes et que le vulgaire troupeau des fidèles ne se permettrait pas de fréquenter. Même devant Dieu on reste entre gens de son monde.

Les femmes excellent surtout à parquer leurs prières dans des endroits choisis et dignes des lèvres qui les prononcent — j'entends les femmes de

Ce monde à moitié sacristie,
Où l'on mêle le pain béni,

Les malheurs de la dynastie
Avec le ténor Gardoni.

La religion de ces mondaines-là est surtout de la religiosité.

Il semble que leur dévotion ne soit que de la coquetterie envers Dieu. Croyantes, pourtant, mais de cette foi en la lettre qui clôt tout appel à la raison par ces mots : C'est écrit. Pour elles, l'homme est écrit, la femme écrite — comme les mystères du culte — et le vrai Tout-Puissant, au fond, c'est le Saint-Père.

Le lieu par excellence de dévotion de nos croyantes de qualité — des femmes de *la crème*, comme on dirait à Vienne — est à Paris le couvent des Dames de la Retraite. Installé à l'extrémité du faubourg Saint-Germain, dans un hôtel bâti au temps de Louis XVI et du style le plus élégant, il n'a rien de cet aspect rébarbatif prêté par la tradition à toutes les maisons religieuses. C'est bien l'aimable retraite qu'on peut rêver pour des femmes dont les aïeules portaient la poudre et les paniers et se confessaient le soir à ces mêmes abbés qui, le matin, avaient désigné la place de leurs mouches. En la voyant, on sent qu'on y est éloigné du monde, mais non pas des mondains.

La chapelle est située dans le grand salon blanc et or de l'hôtel. Les amours bouffis qui surmontaient les portes sont passés au rang de chérubins et ç'a été tout le changement. Quant aux colombes chères aux peintres du dix-huitième siècle, on en a fait des Saint-Esprit. Rien de plus aristocratique et de plus séduisant que cette chapelle-salon. A elle seule, elle peint tout le couvent. On sent qu'on n'y peut prier qu'en robe de soie.

Le costume des dames de la Retraite s'harmonise d'ailleurs parfaitement avec le cadre qu'elles se sont donné. Il est violet évêque et de la coupe la mieux comprise. La plupart des religieuses appartiennent à l'aristocratie ; celles qui n'en sont pas, deux ou trois tout au plus, y touchent par leurs alliances. La supérieure est la marquise de R..., une âme d'élite servie par la plus haute intelligence.

Chaque année a lieu au couvent une retraite générale à laquelle prennent part les plus grandes dames du monde à blason. La duchesse de G..., qui préside le salon le plus fastueux peut-être du faubourg, est un sujet de distraction célèbre pour ses retraites. La pauvre duchesse ne peut rester en place. A peine est-elle sur une chaise qu'elle s'élance immédiatement sur une autre, et ainsi de suite jusqu'à ce qu'il n'y en ait plus une dans l'assemblée qui puisse s'offrir à elle. Alors, épuisée par ce manége, elle quitte l'office. On appelle cet exercice dans toutes les sacristies de la rive gauche : le *steeple-chaises* de la duchesse.

La marquise d'A..., elle, a une autre manie : elle ne consent à faire son salut que si elle trouve une place du côté de l'évangile. Sinon, elle se brouille avec l'église et en sort. « Du côté de l'épître, nous disait-elle, je ne saurais même pas dire mon *pater.* »

C'est d'ailleurs une femme de l'esprit le plus original et aussi le plus profond. Une de ses amies — toute jeune mariée — lui racontait les coups d'épingles dont son contrat commençait à être criblé par son mari :

— Bah ! ma chère petite, tu t'y feras bien vite, — lui répondit-elle. — Le désordre du mari, vois-tu, c'est encore la meilleure garantie de la tranquillité de la femme.

A côté des retraites générales, il y a au couvent dont nous nous occupons, de nombreuses retraites individuelles : épouses dont le ménage se disloque, jeunes filles dont le cœur a parlé sans être écouté, mères sous le coup de deuils déchirants, viennent y chercher des conseils et des consolations. Que de bonnes paroles entendues là ont préservé d'un remords !

Dans ces attrayants couvents féminins, on ne se contente pas de rapprocher les ménages, on y fait aussi des mariages avec un zèle et un succès qui a ruiné l'industrie de M. de Foy. Le couvent — considéré au point de vue matrimonial — est une

les choses du temps les plus curieuses qui se puis-
ent regarder. Que de grandes familles doivent au-
ourd'hui d'être relevées à l'entremise de l'Église
qui a sù unir à point aux parchemins le sac destiné
les mettre en relief! Que de carrières qui allaient
tre manquées à mi-route du succès, et qu'un ma-
iage habilement ménagé a permis de parcourir
ieureusement jusqu'au bout !

On ne se doute pas des mille et un fils qui partent
le ces couvents féminins et de la somme d'influen-
es qui s'y concentre. Les mères de famille ont
eules cette intuition, et je vous prie de croire
qu'elles s'entendent à s'en servir.

Que d'autres blâment cette ingérence des person-
ies de religion dans les affaires de ce monde, moi,
e la trouve logique et louable.

Elle est bien dans le caractère de fraternité que
ious trouvons dans l'Évangile. Aimez-vous, servez-
ous les uns les autres, a dit le Maître. L'Église
atholique a hautement compris ce précepte, et c'est
à une de ses forces.

La religion n'est-elle pas l'art d'être heureux, —
our soi-même et par les autres, — dans ce monde,
uis dans celui qui viendra après ?

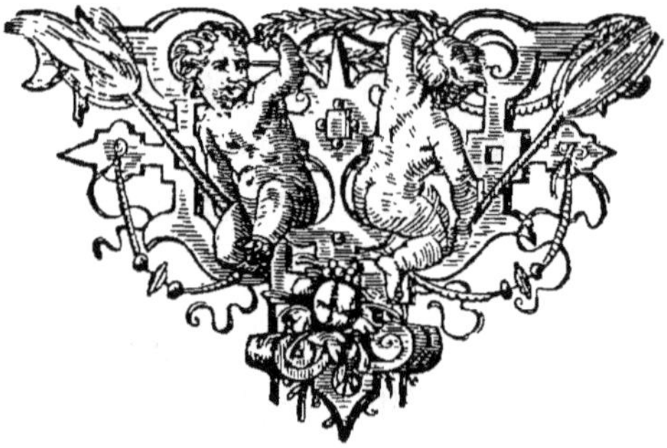

EN CARÊME

EN CARÊME

Nous sommes en carême — temps d'élection pour la dévotion mondaine ; la semaine sainte est proche et il faut se mettre en règle pour Pâques. Chose bizarre ! Notre génération qui otagie les prêtres, saccage les sanctuaires, enterre sans prières, a un fond de religion infiniment plus solide et plus étendu que celle qui l'a précédée. Voyez-le par la jeunesse qui vient à présent d'elle-même, en nombre, le front haut, le cœur ardent, chercher des enseignements, apporter des actes de foi aux pieds de ces mêmes autels où les hommes de leur âge autrefois ne se présentaient qu'à l'état d'individualité isolée, hésitant, en cachette et comme honteux. L'irréligion était alors de mode parmi les jeunes gens, comme les gants jaunes et les gilets brodés. Un jeune homme pieux, pratiquant, semblait un pauvre d'esprit, manquant d'usage, ou, pis que cela, un hypocrite. Aujourd'hui, c'est le contraire qui a lieu. Le respect des choses saintes et des lois de l'Eglise, la pratique du culte est de mise absolue, et qui rompt en bannière à la religion et à l'expression qu'elle revêt au temple est toisé. Il n'y a pas seulement là faute contre le ciel, mais faute contre le monde.

Aussi avec le carême les églises regorgent-elles de fidèles et le moindre sermon attire-t-il la foule. C'est parfait : seulement je voudrais bien que nos mondains aient la piété moins bavarde et, pour une fois peut-être qu'ils les font, ne se croient pas obligés de causer de leurs prières, dans les salons où ils continuent d'aller le soir. Car si les églises sont peuplées, les salons ne sont point déserts et c'est merveille de voir comme Paris s'entend à vivre de Dieu le matin et du diable le soir.

Là, à l'éclat des lustres, aux sons de l'orchestre, on entend des épaules nues tenir à des gilets en cœur de petits dialogues dans ce genre :

— Le P. Monsabré a été magnifique dimanche. Le général en est revenu enthousiasmé. Seulement il prêche beaucoup trop tôt. Comment veut-il qu'une femme soit à Notre-Dame à une heure? C'est bon pour la Madeleine.

— Avez-vous aimé le sermon de l'abbé M***, l'autre jour, à Saint-Roch? Moi, je n'aime pas sa manière.

— Vous avez raison, ma chère. Je n'en ai pas été contente. Il ôte sa soutane pour fendre une allumette.

— Saviez-vous que le P. Cyprien a tonné contre la *Femme de Claude?* La pauvre petite Sérigny en était toute bouleversée.

— Ce bon Père! il veut donc ressusciter les mortes!...

— A propos de pièces, l'abbé de B....— le grand maigre, vous savez, le frère du député — ne s'est-il pas avisé de prétendre, hier, que les femmes étaient si bien un objet de perdition que c'étaient elles qu'on mettait en amorce sur les affiches de théâtre. Et il s'est mis à énumérer toutes les pièces, opéras, comédies, vaudevilles qui ont pour titre des noms de femmes. L'abbé était mieux au courant que moi des programmes.

— Moi, je n'aime que les sermons de mon curé. Avec lui, point de déceptions. Son éloquence se borne à cette phrase : « Pour les besoins de mon église, S.V.P. »

Et ainsi de suite, *ejusdem farinœ*. Le tout avec

déploiement d'éventail, œillades charmeresses, coups de doigts dans les cheveux, le manége au grand complet de la femme qui salonne.

Eh bien! j'en suis désolé pour nos charmantes mondaines des deux rives de la Seine, mais leur compte-rendu des sermons et des offices de la semaine est du plus mauvais goût, surtout dans le lieu où elles le placent. La vraie dévotion est silencieuse sur ce qui se passe à l'autel ou dans la chaire, et la fausse, quand elle est bien élevée, imite sa réserve.

La critique littéraire doit s'arrêter sur le seuil des églises. Les prédications, quelles qu'elles soient, sont au-dessus d'elle. Si le sermon a été médiocre, c'est une inconséquence de le démontrer. Les railleries que vous en pourrez faire prouveront peut-être pour votre esprit, elles prouveront à coup sûr contre votre cœur et votre éducation. Tout est respectable dans les choses de la religion, parce que tout est pur dans leurs principes. Que m'importe la forme revêtue par la pensée de tel ou tel prédicateur, quand cette pensée même m'apparaît saine, droite, féconde? Que me fait la phrase là où je trouve l'idée, l'expression là où je suis sûr du sentiment?...

Le prêtre que vous rencontrez avec une soutane trop courte ou un chapeau pelé vous semble-t-il par ce fait moins digne de votre salut? Non, certes.

Son caractère suffit à vos yeux à ennoblir ses vêtements. Pourquoi sa parole alors ne jouirait-elle pas à vos oreilles du même privilége ?

Si, au contraire, le sermon a été admirable; s'il vous a ému, éclairé, convaincu ; si, éblouissant votre esprit, il a remué votre cœur ; si, en écrasant vos pauvres petits sophismes humains, il vous a montré l'omnipotence de la logique divine, qu'allez-vous mêler votre bavardage de salon à ces grandes impressions intimes ? Les émotions religieuses ne se racontent qu'à soi-même, au dedans.

C'est profaner les jouissances de l'âme que de les publier, et même c'est faire douter qu'on soit capable de les éprouver réellement. Les grandes sensations sont muettes, et je crois peu aux impressions religieuses qui courent le monde de dix heures à minuit et s'éditent entre un biscuit glacé et une valse de Gungl'.

Si donc nos mondaines de qualité veulent donner bonne opinion de leur dévotion, elles feront bien de ne pas la conduire dans les salons et de se persuader qu'il y a temps pour tout, pour l'éventail et pour le livre d'heures.

II

Nous avons vu le cocodettisme religieux au sermon : suivons-le maintenant au *Stabat :*

Il est une heure et demie. Après un voyage au long cours à travers l'assistance, nombre de chaises renversées et de paroissiens culbutés, la petite comtesse et la grande baronne sont enfin parvenues à s'asseoir aux places que leur gardait un valet de pied bien avant que les cierges ne fussent allumés.

Les génuflexions faites et une fois casées :

— Pardon, Madame, risque la petite comtesse à l'oreille de sa voisine, notairesse cossue et au paletot engageant, y a-t-il longtemps que c'est commencé ?

— Oh! non, Madame, on n'en est encore qu'à la seconde parole.

— Tu vois, ma chère, nous sommes très suffisamment arrivées... Pas mal ce *crescendo*... mais c'est surtout la *strette* que j'attends, le prince de Polignac dit que c'est divin.

— Aussi divin que sa *Passion?*... Mais au fait, pourquoi ne le sanctifie-t-on pas son chœur ? il a bien marché, l'autre soir, chez Bisaccia.

— Il paraît que c'est une *Passion* de salon.

— Comme les nocturnes de Ravina, alors!

— Méchante, va!...

Sur ce mot, la petite comtesse se prend le front dans la main droite, et paraît s'absorber dans une méditation profonde. Tout-à-coup la grande baronne lui touche le coude, et, la tirant de sa rêverie :

— Regarde donc du côté du banc d'œuvre : voici Marguerite.

— Mais oui!...

— Ah! elle nous voit!... Si elle pouvait venir ici!... Fais-lui donc signe... Il y a près de la balustrade une chaise qui ne fait rien, et en nous serrant un peu.... Vous permettez, n'est-ce pas, Madame?

Non-seulement la notairesse permet, mais elle allonge elle-même le bras, et amène la chaise à la petite comtesse :

— Vous êtes mille fois aimable, Madame.

La notairesse qui dévore de l'œil le paroissien armorié de son interlocutrice, se rengorge d'orgueil à ce remercîment; ce *Stabat* promet d'être le plus beau jour de sa vie.

Pendant ce temps, Marguerite a navigué à travers un océan de robes fortement courroucé de son sillage et est arrivée à ses deux amies :

— Bonjour, princesse, que vous êtes aimable d'être venue jusqu'à nous... mettez-vous donc là;

Madame a eu l'obligeance de vous avoir cette chaise.

Marguerite salue la notairesse — qui se rengorge de plus en plus — et prend séance, non sans peine. Marguerite est la fille d'un financier *di primo cartello* qui lui a ouvert de sa clef d'or l'entrée de l'armorial, et à la plus belle page encore.

— Par quelle bonne fortune êtes-vous ici ? lui insinue la grande baronne ; je vous croyais à Sainte-Clotilde.

— Il n'y a rien à Sainte-Clotilde. J'ai vu dans les journaux qu'il y aurait ici *Stabat* à grand orchestre et j'y ai couru. Vous savez, moi, j'adore la musique religieuse.

— C'est comme nous..... Irez-vous ce soir au concert spirituel ?

— Oui, au cirque des Champs-Elysées : on annonce un *oratorio* de Massenet tout à fait extraordinaire. Je n'y manquerais pas pour un monde. Vous y venez ?...

— Certes. Le baron, qui ne comprend comme musique que *Mme Angot*, a refusé carrément de m'y conduire. Heureusement le petit Fernand de Bayanne m'a apporté une loge. Il a été aguerri aux oratorios, lui, rue des Postes.

— Dame ! quand on est pris jeune !

— Mais comment y va-t-on à ce concert ?

— En toilette de circonstance. Moi, je mettrai une robe en dentelle de jais, un peu ouverte par devant, avec une collerette Henri II très réussie. Vous verrez ça. Au cou, une simple croix d'onyx.

— Moi, je mettrai un rang de perles noires. Ce sont mes œufs de Pâques, et c'est pour faire plaisir au comte. Et puis les perles signifient larmes.

— Le concert sera très beau, j'en suis sûre. Mélanie, Séverine, Suzanne, Carmen, Yolande et la comtesse Louise y seront.

— A propos, vous savez qu'un journal a surnommé la comtesse *lilas blanc*, et qu'elle accepte de très bonne grâce le surnom.

— C'est donc pour cela qu'elle se fait broder chez ma lingère des mouchoirs avec une branche de lilas traversant une couronne comtale.

— Comme c'est elle !... vous verrez que les surnoms fleuris et les emblèmes brodés vont devenir à la mode. Apercevez-vous d'ici un dahlia sur le mouchoir de la comtesse de B...

— Ou un coquelicot sur celui de la comtesse de P.

— Décidément ce *Stabat* est magnifique ; cela pénètre l'âme et convertirait M. Littré lui-même. Et celui de la comtesse de Grandval, en savez-vous quelque chose ?

— Oui, elle en a dit quelques pages, l'autre soir, chez elle. Il y a des phrases d'une émotion saisissante, mais je préfère le *Stabat* de la baronne de Maistre : les grondements du finale sont d'un effet étonnant.

— Mais comment n'êtes-vous pas allée à Versailles, pour madame de Grandval !

— Oh ! c'est assez d'y aller pour un autre *Stabat ; Stabat Respublica dolorosa*, comme dit le marquis de Franclieu.

Cependant la dernière parole du prêtre était tombée de la chaire, et le dernier accord de l'orchestre avait retenti dans la nef; nos trois mondaines, après s'être abîmées deux secondes dans une prosternation édifiante, s'étaient dirigées vers la sortie. Sur le parvis, pendant que les valets de pied appelaient les voitures :

— Ah ! j'oubliais, dit tout à coup la petite comtesse, vous savez que mon mari, Adrien et le général ont suivi la retraite de Notre-Dame, et ont communié hier matin. C'est une véritable conversion... J'en suis bien heureuse !...

Et comme s'ouvraient les portières des voitures :

— Venez-vous, princesse, faire un tour avec nous au concours hippique? interrogea la grande baronne.

— Non, merci, je cours chez Maurice Mayer pour ma croix; à ce soir.

Et voilà ce qui s'appelle faire son vendredi-saint selon le monde.

III

Avec le carême, reviennent les soirées aux verres d'eau sucrée. Je parle à la lettre. Le grand monde a ses soirées maigres. Ni gâteau, ni bouillon, ni chocolat; de l'eau à la fleur d'oranger et—c'est tout. Il faut être un salon à trente-deux quartiers pour oser de tels rafraîchissements : jamais un amphitryon bourgeois ne se les permettrait à l'égard de ses invités — tel scrupuleux fût-il en matière religieuse. Il craindrait d'être accusé de lésinerie et de mettre à profit un temps d'exception pour ouvrir sa demeure. En tous cas, respectant pour lui-même les prescriptions de l'Église, il n'aurait jamais la hardiesse d'en faire la règle de son hospitalité.

Au faubourg Saint-Germain, où la religiosité, bien plus encore que la religion, règne sans partage, ces choses-là ne se remarquent même pas. Les femmes se mettent en grande toilette, diamants au cou, fleurs dans les cheveux, et courent le monde pendant le carême comme dans la semaine grasse; mais elles n'y consommeront ni gâteaux, ni friandises, et voilà leur conscience en repos. Pour elles, le salut est surtout une question de forme. Elles se sont composé un code de la civilité puérile et honnête ecclésiastique, et pourvu qu'elles le respectent, elles se trouvent tranquilles.

C'est toujours ce mot charmant d'une aristocratique mondaine de ses paroissiennes que me contait, une fois, l'éminent et regretté abbé de la Mallerie :

— Comment faites-vous votre carême ? disait-il à la dame en question.

— Oh ! très bien ! Tout le temps je ne porte plus de boucles d'oreilles.

Ce n'est pas seulement d'eau claire que s'abreuvent jusqu'à Pâques nombre de salons du Paris nobiliaire, ils sont également soumis au régime des concerts spirituels et de la musique sacrée.

Savez-vous rien de plus lamentable, disons tout, de plus choquant, que ces chants austères et vénérés dans l'atmosphère frivole et profane d'un salon, au milieu des babillages sur la pièce nouvelle ou sur le procès à sensation ? Il me paraît qu'on resterait bien plus dans l'esprit de l'Église en laissant au temple son répertoire sacré et au piano ses morceaux ordinaires. Vouloir encarêmer jusqu'à ses instruments de musique, c'est de l'affectation qui frise l'irrévérence.

Mais ce n'est point tout : grâce à l'influence du parlementarisme, nous sommes menacés d'un bien autre fléau. Je veux parler de la conférence qui, ne se contentant même plus du théâtre, s'apprête à envahir les salons. La moindre cheminée va se transformer en tribune ou en chaire, et tout en prenant le thé on conférenciera. Le clergé, tant régulier que séculier, pousse chaudement à cette mode, car elle lui permet d'aller dans le monde et de voir dans de tout autres conditions qu'à l'église ces pécheurs et pécheresses, objets ordinaires de ses foudres. Et puis c'est si attrayant de relancer le diable sur le terrain même de la perdition !

Dans quelques maisons, ce sont des professeurs ou des hommes politiques qui se livrent à ces intermèdes oratoires : mais la plupart du temps ce sont des ecclésiastiques qui boivent le verre d'eau sucrée. Plus on avance dans le Carême, plus il leur devient exclusivement réservé, et j'ai là sous les yeux, au moment où j'écris, quatre cartes d'invitation émanant de maîtresses de maisons les mieux placées dans le Paris aristocratique, qui me promettent pour leurs raouts quatre des orateurs les plus en vogue de la chaire française.

C'est égal, il était réservé à notre époque de voir la sanctification des salons et le R. P. Trois-Étoiles faire concurrence à la *Fille de madame Angot.*

IV

Madame de Mailli, raconte madame de Pompadour, alla l'autre jour au sermon à Notre-Dame. Comme elle venait un peu tard, elle fut obligée de déranger quelques personnes avant d'arriver à son siége. Un brutal qui était là se mit à crier tout haut : « Hé ! voilà bien du bruit pour une c...ocotte. » La comtesse se tourne vers lui et lui dit avec beaucoup de douceur : « Monsieur, puisque vous me connaissez si bien, faites-moi la grâce de prier pour moi. »

Voilà de la charité chrétienne et de l'esprit évangélique en style Louis XV, du meilleur coin. Mais il faut être une madame de Mailli pour s'en servir avec profit. Or, nos mondaines ne sont pas — à leur gloire — des comtesses de ce numéro, et cependant elles ont l'imprudence d'agir au sermon comme elles. Le prédicateur est déjà en chaire qu'elles arrivent par bataillons serrés.

Malheur aux chaises qui se trouvent sur leur passage. Leurs cotillons insolents les renversent sans crier gare. A grand' peine sont-elles parvenues à dénicher un coin propice, c'est toute une affaire avant de s'asseoir. Il faut que leurs voisins, venus pour entendre le sermon, subissent le contre-coup de leurs génuflexions et soient associés à leur dévotion bruyante. Pendant ce temps, le prédicateur a beau s'égosiller, c'est effort perdu. Sous prétexte de carême, madame la duchesse de B... tient l'auditoire suspendu à son retroussis-*Blanche-Pierson*.

L'exactitude, qui est la politesse des rois envers les peuples, devrait bien être celle des grandes dames envers Dieu. Si j'étais évêque, je ferais un cas de conscience du manquement de l'assistance à l'arrivée de l'officiant. Une forte amende pourrait seule en obtenir l'absolution. La recette serait bonne, et rien que les églises Saint-Philippe-du-Roule, la Madeleine et Saint-Thomas-d'Aquin donneraient une somme à défrayer toute une abbaye une année durant.

Madame de Pompadour, déjà nommée, conaissait bien son monde quand elle écrivait : « Les marquises de Paris n'ont tout juste de religion que ce qu'il leur en faut pour empêcher qu'elles n'en aient point du tout. » Et monseigneur Gerbet parlait d'or quand, entendant certains fidèles, qui arrivaient à l'église comme il descendait de chaire, lui témoigner l'ardeur de leur foi, il leur répondait : « Comment voulez-vous que je croie à l'appétit de gens qui se mettent à table la nappe enlevée? »

EN RELIGION

EN RELIGION

I

La vie religieuse arrache au monde trop de ces individualités d'élite pour que je ne cherche pas à la pénétrer dans ses rapports avec la haute société française. Jamais le couvent n'a fait autant de vide dans les salons qu'à notre époque, et la plupart des grandes familles de notre pays y comptent des représentants.

Il semble d'ailleurs que le service du Seigneur soit héréditaire dans certaines maisons de la noblesse française et que chaque génération tienne à se faire représenter devant les autels.

Les maisons de Sèze, de Barrême, de Villeneuve,

de Mornay, de Montalembert, de Bridieu, du Plessis, de Durfort, de Gramont et cent autres que je pourrais citer, comptent également, pour ainsi dire à chaque branche nouvelle de leur arbre généalogique, quelque consécration aux autels destinée à le sanctifier. Notez que je parle ici seulement de vœux prononcés par des femmes; que serait-ce si je voulais énumérer les fils de grandes familles entrés dans les ordres? Il y a là véritablement foule dans l'élite.

Ce qui fait la valeur des prises de voile, à notre époque, et les caractérise, c'est qu'elles sont dictées par une vocation spontanée et irrésistible. Il n'y a plus que les lecteurs du *Siècle* pour croire encore que les familles aristocratiques vouent leurs filles au couvent par ambition et intérêt. Le règne des mères à la Grignan est passé et à jamais en France. Il n'en est pas de même partout, et à ce propos le czar a dû rendre une ordonnance curieuse et qui mérite d'être rapportée. Alexandre II a introduit, dans le code pénal russe, une disposition dans laquelle les parents, convaincus d'avoir forcé leurs enfants à entrer dans les ordres et à prononcer des vœux monastiques, seront passibles d'un emprisonnement de quatre mois à un an. Comme corollaire à cette mesure, il a ajouté un article qui châtie des mêmes peines les parents reconnus coupables d'avoir obligé leurs héritiers à contracter mariage. Vous voyez que l'allié de l'empereur Guillaume prend à la lettre le titre de père de ses sujets.

L'entraînement des filles de grande race vers la vie religieuse, vient, aujourd'hui, de l'éducation au moins autant que du penchant instinctif. L'éducation contemporaine, en effet, a compris admirablement qu'il ne suffisait pas pour la femme de s'assujettir aux bienséances extérieures : elle a posé comme règle que ce sont les sentiments qui forment le caractère, qui conduisent l'esprit, qui gouvernent la volonté, qui répondent de la réalité et de la durée de toutes nos vertus. Or, quel devait être le principe de ces sentiments? La religion, sans conteste, la religion dont le joug cessait de paraître un fardeau pour être reconnu un soutien. Quoi d'étonnant, dès lors, à l'attrait exercé par le cloître sur tant d'âmes de jeunes filles et à la désertion de la vie de salon pour une existence si capable d'assurer le bonheur en ce monde et dans l'autre?

Cette entrée volontaire dans la vie religieuse d'un si grand nombre de natures d'élite, en a fatalement adouci les angles et humanisé les côtés extérieurs. Le couvent est toujours aussi éloigné du monde qu'autrefois, mais il ne l'est plus autant des mondains. Ce n'est plus aujourd'hui que, visitant une abbaye, on pourrait dire à la supérieure, comme cette grande dame du siècle dernier : « Pourquoi cette suite de grilles meurtrières? Si vous avez des vœux de clôture volontaire, à quoi bon de pareilles grilles, et si vous avez besoin de pareilles grilles, quel insigne folie de faire de pareils vœux? »

Je connais tel couvent dans la capitale — celui des Dames de la rue du R..., par exemple,—que je pourrais classer parmi les salons de Paris les plus distingués, et tel autre à la campagne qui réalise toutes les conditions souhaitées pour leur retraite par le poète et le sage.

N'allez pas croire par là cependant que nos grandes dames en religion épargnent leurs soins et leurs peines et fassent les duchesses sous leurs robes de bure. Bien loin de là. Les religieuses les plus dures pour elles-mêmes, les plus acharnées au sacrifice, sont la plupart du temps celles qui ont été élevées dans toutes les mollesses et tout le luxe des existences aristocratiques. Quel blessé de la dernière guerre n'a pu en faire l'épreuve, en reconnaissant, sous la cornette de la sœur, qui se montrait infatigable à son chevet, le visage entrevu autrefois, tout radieux de parure, de quelque jeune mondaine — revenue des salons, de leurs pompes et de leurs œuvres? Nous-même, cet hiver, n'avons-nous pas rencontré, un jour de pluie, barbottant dans l'eau et toute chargée de paquets, cette admirable sœur Louise, la bonne fée de nos hospices, dont le nom, en ce monde, est trois fois ducal. Cette héritière de quatre millions nous emprunta gaiement six sous pour prendre l'omnibus. Un fiacre était un bien trop beau carrosse pour elle, et puis il fallait épargner la bourse de ses pauvres.

C'est surtout quand il s'agit de quelque quête à faire, de quelque œuvre de bienfaisance à mettre en train, loterie, exposition ou bazar, que nos filles de race entrées en religion déploient leur génie. Comme elles savent alors vous faire donner des lots, décider vos femmes ou vos sœurs à tenir un comptoir et vous faire empocher leurs billets ! Ce sont les Célimènes de la charité : aucun porte-monnaie ne leur résiste.

L'une d'elles s'était mis en tête de faire chanter au profit de ses petites orphelines une de nos cantatrices en vogue.

« Madame, lui dit-elle, je viens vous proposer un échange de services. Vous chanterez samedi pour mes petites filles, et moi je vais vous apprendre à poser ce soir votre cornette pour jouer le *Domino noir*. »

Vous jugez si le marché fut conclu.

Voilà comme elles sont toutes, ces nobles servantes de Dieu. Etonnez-vous, après cela, si je leur ai donné une place dans ces études sur les salons, qui furent leur berceau et dont elles sont à présent la bénédiction et le salut.

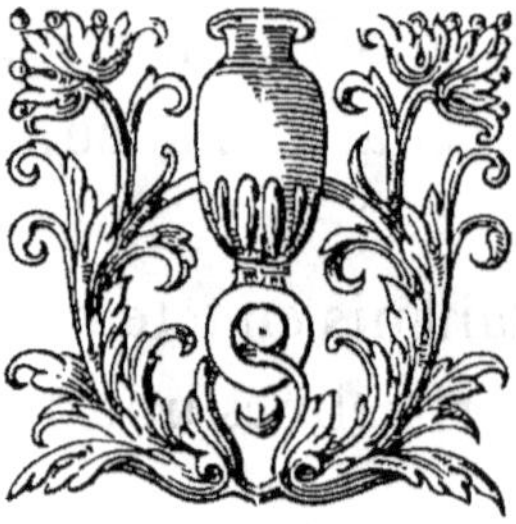

LA

CHARITÉ DE SALON

LA CHARITÉ DE SALON

I

Le mois d'août ramène dans quelques couvents de jeunes filles une coutume originale et poétique. Pendant l'année scolaire, les élèves sont invitées à adresser par écrit à la Vierge, à mesure qu'elles leur viennent, toutes leurs secrètes pensées, — désirs ou regrets, sentiments de joie ou de tristesse. Les épîtres, soigneusement fermées, sont jetées dans une boîte spéciale, dite la boîte aux lettres de la Vierge. La veille du premier jour des vacances a lieu la levée de la boîte en question, et voici de quelle ingénieuse manière : la correspondance est déposée sur un réchaud placé au centre d'un autel à la vierge, tout garni de fleurs et d'arbustes.

Alors, tandis que l'orgue résonne et que l'assistance entonne un cantique, le feu est mis aux lettres et c'est en fumée qu'elles arrivent à Celle à qui elles étaient destinées.

Au moment de prendre son vol pour les champs, le grand monde parisien se livre à une opération à peu près analogue. Ce n'est pas le bilan de sa conscience et de ses pensées qui le guide, comme les pensionnaires du Sacré-Cœur, c'est l'inventaire de sa bienfaisance pendant l'année écoulée qu'il dresse, afin de juger par les résultats obtenus des efforts qui lui restent encore à faire. Rien de plus intéressant et de plus noble à la fois que cette récapitulation dont nous prendrons occasion pour étudier la charité de salon telle qu'elle se pratique, à Paris, dans le *high-life* et les sphères les plus brillantes de la société.

Si le pauvre se sauve par la résignation, on peut dire qu'en France le riche se sauve, lui, par la bienfaisance : la multiplicité des œuvres secourables, fondées et entretenues par « ceux qui n'ont eu que la peine de naître, » est vraiment incroyable. Stimulée par l'esprit de dévouement, l'imagination trouve chaque jour quelque coin nouveau à explorer dans le champ du bien, et actuellement c'est moins la création d'œuvres philanthropiques qui fait défaut en France que leur divulgation dans le public.

Dans le beau monde, si ardent à transporter ses biens dans le ciel par la charité, chaque famille a sa fondation de bienfaisance qu'elle patronne plus spécialement et qui devient le but de ses efforts les plus constants et les plus actifs.

C'est ainsi qu'outre les établissements hospitaliers qui portent leur nom, les Larochefoucauld-Doudeauville s'adonnent d'une façon particulière au soulagement des orphelins. Le duc et la duchesse de Doudeauville ont établi depuis peu dans une des fermes de leur domaine de la Gaudinière, en Vendômois, un noviciat de frères agriculteurs, où se forment sous la direction d'un prêtre de la congrégation de Sainte-Croix, des contre-maîtres à la hauteur de la double tâche qui les attend soit comme instituteurs, soit comme métayers, pour les orphelinats agricoles.

On connaît l'utilité des orphelinats agricoles. Ce sont eux — étant donnée surtout la nouvelle loi militaire — qui peuvent seuls assurer le salut de la culture en France. Le comte et la comtesse de Gouvello en ont créé deux admirablement compris pour les garçons et pour les filles sur leur terre du Plessis, en Touraine. Il serait à désirer que nos grands propriétaires fonciers imitassent leur exemple.

Il y a dans ces enfants de troupe de la charrue,

élevés en vue du service agricole, les éléments d'une armée d'élite pour la culture nationale, où les bras font tous les jours de plus en plus défaut.

La duchesse de Bisaccia, née de Ligne, la gracieuse et distinguée compagne de l'honorable représentant, s'occupe des orphelins des villes.

Chaque année, secondée par la duchesse de Chevreuse, la duchesse de Luynes, la comtesse de Béhague, la marquise de Talhouët, j'en passe et des plus qualifiées, elle organise un concert au profit de l'œuvre de la *Sainte-Enfance*, qui ne rapporte jamais moins de vingt mille francs à ses petits protégés.

La branche aînée de la maison de La Rochefoucauld a adopté, elle, les enfants convalescents. C'est le frère du duc actuel, le comte Georges de La Rochefoucauld, cette âme admirable, si prématurément enlevée à ce monde, qui a légué aux siens cette bonne œuvre à faire. Sur son domaine de la Roche-Guyon, terre féodale entre Vernon et Rolleboix-sur-Seine que domine encore sa vieille tour normande, bâtie il y a cinq siècles, il avait fondé pour les convalescents un établissement soigneusement entretenu et agrandi depuis par son père et par son frère.

Chaque mois, le comte Georges parcourait les hôpitaux de Paris, en arrachait une vingtaine d'enfants affaiblis par la maladie, souffreteux dans leur

:onvalescence, débiles dans leur croissance tardive, t il les emmenait à la Roche-Guyon.

Plus de trois cents enfants sont admis ainsi chaque année à l'asile de la Roche-Guyon. Là, au milieu d'un air pur, de jardins spacieux, jouissant l'une saine nourriture, de soins infinis, ces pauvres petits se fortifient et reconquièrent la vie un noment chancelante dans leurs corps étiolés par la nisère, les privations, un travail précoce. Des sœurs le charité les entourent d'une tendresse infatigable. De vieux soldats remplissent auprès d'eux les rôles l'instructeurs et d'instituteurs. L'instruction prinaire et professionnelle, en effet, marche de pair vec le traitement hygiénique, et lorsque la double :ure physique et morale est achevée, ces enfants :èdent la place à d'autres petits rachitiques qui s'y égénèrent comme eux.

Voilà de la grande et intelligente bienfaisance et lont le spectacle doit être montré, car il est fait our consoler de bien des tristesses de notre temps :t redonner confiance dans l'humanité qui le produit.

Tandis que la duchesse de Fitz-James a pris sous sa protection les pauvres malades et organise, chaque année, à leur profit quelques fructueuses natinées musicales, la duchesse douairière de Granont s'occupe des pauvres honteux. Tous les ivers, elle ouvre boutique à leur bénéfice. Sa belle-fille la duchesse de Lesparre, sa fille madame Léontine de Gramont, dame du chapitre noble de Sainte-Anne, puis les comtesses de Thélusson, de Robersaërt, la baronne de Mesnard, tiennent les comptoirs élégamment fournis de cette vente, qu'au faubourg Saint-Germain on appelle : la foire de Gramont.

Ce sont les prisons et les crèches qui ont toute la sollicitude de la comtesse de Rémusat — veuve aujourd'hui du ministre-académicien — et dont l'âme et l'intelligence d'élite ne sont plus à louer. Son inlassable charité l'a fait appeler sainte Rémusat par les vieux amis de son foyer.

Les incurables sont sous le patronage de la princesse Mathilde, et la duchesse de Mouchy s'occupe avec la comtesse Walewska de la maternité pauvre à secourir.

Partant de ce principe qu'il faut aux grands de grandes vertus, beaucoup de femmes de la haute société ne se contentent pas de tendre la bourse au profit des pauvres et des souffrants, elles s'en font les visiteuses et les consolatrices assidues. Combien j'en pourrais citer de ces femmes-anges dont la journée s'écoule tout entière dans les hôpitaux ou au chevet des malades !

La marquise de Pastoret était de celles-là. Elle ne donnait au monde que ses soirées et encore à condition qu'on la vînt trouver dans son salon ; ses journées appartenaient aux malheureux. Une après-dîner, cependant, elle voulut sortir. Elle demande sa voiture. Son cocher résiste et se fait introduire près d'elle :

— Je suis aux ordres de madame la marquise, lui dit-il en s'inclinant, mais je dois l'avertir que je ne réponds de rien, mes chevaux n'ayant jamais vu de lanternes allumées.

Les traditions de dévouement et d'abnégation de madame de Pastoret sont pieusement suivies dans sa famille par la marquise de P...-B..., dont l'hôtel est une des rares demeures particulières de Paris où l'on trouve une chapelle.

Madame de L... s'est vouée à l'*œuvre du rachat des âmes* que l'athéisme cherche à combattre, en ce moment, par la fondation de la *Société des familles affranchies*. Elle a imaginé un moyen charmant de conversion que je recommande à nos missionnaires féminins pour la propagation de la foi.

Elle avait entrepris d'attirer à la messe le colonel de Z..., un de nos officiers supérieurs les plus distingués, mais fort peu disposé à profiter de ses exhortations.

A bout d'éloquence :

— Colonel, lui dit-elle, donnant, donnant. Je vais chaque dimanche à la messe des Invalides ; toutes les fois que vous m'y présenterez l'eau bénite à la sortie, je vous offrirai une fleur en échange.

— Marché conclu, riposta le brave colonel.

Ce qui a été dit a été fait, et voici nombre d'années que le pacte en question reçoit, chaque dimanche, son exécution.

De combien d'autres œuvres conçues dans le monde des salons et soutenues par lui n'aurais-je pas à vous entretenir : C'est l'*Œuvre des Douze* association officieuse, entre femmes, dont tout le programme consiste dans la réunion de douze familles riches soutenant une famille pauvre.

Ce soutien est temporaire, il s'adresse non à des pauvres de situation — ou de profession — dont s'occupent les œuvres de charité publique, mais bien à ces familles déchues que des événements imprévus, des crises momentanées plongent dans une position difficile et qu'il s'agit de remettre à flot. Que d'infortunes intéressantes sont ainsi secourues ! Que de vies qui allaient être brisées ainsi réconfortées ! Tel chef de famille bourgeoise a été ruiné dans son commerce au point de voir vendre jusqu'au lit de ses enfants : l'association l'a su. L'homme a été placé par elle dans une industrie honorable et s'y est relevé à ce point que, pénétré de reconnaissance et animé du désir de rendre le bien qu'il a reçu, il a fait agréer sa femme dans l'œuvre et l'a mise en quête d'une nouvelle famille naufragée à tirer de peine.

Comment ne pas noter encore à l'actif charitable du monde l'Œuvre des écoles professionnelles, fondée par mademoiselle Desir, et patronnée par la princesse Blanche d'Orléans, la duchesse d'Estissac, la comtesse de Boutry, mesdames Léonce Détroyat, des Essars, et mesdemoiselles de Beyens, de Montalembert, d'Audiffret-Pasquier, Gueneau de Mussy, Zamoyska, Martineau des Chesnez, de Lochner; la fondation de la retraite Sainte-Anne, asile des femmes du monde qui, après avoir vécu dans l'aisance, se trouvent dépourvues de ressources à la fin de leurs jours; l'œuvre des malheureux mutilés à la suite d'accidents dans les constructions, les fabriques ou les usines, fournissant gratuitement à ceux qui ont recours à elle des appareils prothétiques appropriés à leur mutilation ; la fondation de Saint-Régis pour le mariage civil et religieux des pauvres de Paris et la légitimation de leurs enfants... que sais-je encore! La bienfaisance mondaine ne connaît pas de limites!... La chose même est à tel point que les aveugles, les sourds, les orphelins, les prisonniers, les blessés, les filles-mères, les paralytiques étant accaparés depuis longtemps par les douairières de la charité, les jeunes femmes en sont à chercher des infortunes, des prétextes de quête et chargent les médecins à la mode de trouver des infirmités nouvelles, qui n'aient pas encore été soulagées. Aussi, un égoïste prétendait-il que grâce à la charité de salon — et cette critique est le meilleur éloge qu'on en puisse faire — l'infortune serait bientôt une sinécure. Au lieu de se faire notaire ou épicier, on s'établirait dans une infirmité de bon rapport.

II

Ce qui distingue les femmes et les rend supérieures aux hommes en matière de charité, c'est qu'elles en possèdent l'esprit, tandis que nous n'en avons, nous, que le sentiment. Nous donnons, elles savent recueillir et distribuer. Elles excellent dans la chasse à l'offrande, levant la pièce de cent sous dans le gousset le moins pénétrable, et ne se trompant jamais sur ce que peut donner la main à laquelle elles s'adressent, celui-ci vingt francs, cet autre vingt sous; elles s'arrangeront pour qu'ils fassent honneur au taux auquel elles les ont marqués.

Plusieurs femmes du monde ont une façon très ingénieuse d'opérer en matière de bienfaisance; elles notent soigneusement, quand elles font une quête, en regard du nom du donataire, le chiffre de son offrande, et lorsque celui-ci à son tour fait appel à leur charité, elles lui renvoient la même somme qu'il leur a donnée. Quand une de ces dames a une quête d'importance à faire, elle lui donne comme préface un grand bal ou un concert à sensation.

Allez donc refuser votre offrande à une maîtresse de maison chez qui, la veille, vous avez dansé, soupé ou applaudi Faure et madame Carvalho. On arrive ainsi à réaliser des recettes colossales — le plus naturellement du monde.

La charité actuelle a pour *criterium* que la meilleure façon de secourir le pauvre est de le mettre en état de se passer de secours. De là le côté utilitaire et pratique des fondations qui ont lieu chaque jour. La dernière guerre, les leçons à tirer de la Commune, ont suscité tout un ordre nouveau d'institutions philanthropiques. Tandis que le comte de Riencourt se consacrait à l'*Œuvre des secours aux blessés*, les comtes de Mun et de la Tour-Chambly, accomplissant un vœu né pendant la bataille des rues, dotaient Belleville d'un cercle catholique d'ouvriers.

L'idée ne date pas d'aujourd'hui, comme on le croit trop généralement. Dans les dernières années de l'Empire, furent fondés à Paris, à côté de cercles pour les employés de commerce et les étudiants, des cercles pour les maçons, les tailleurs de pierres, les fumistes, etc., qui produisirent les plus heureux résultats.

Plus que jamais il importe à présent de mettre à

exécution cette idée des cercles telle qu'elle a été pratiquée dès avant la guerre.

L'invention du cercle peut rendre les plus réels services auprès des classes laborieuses. Là elle devient un moyen moralisateur par excellence : elle tue le cabaret et brise l'attache à la tabagie et au comptoir du marchand de vin. Elle féconde l'heure du repos pour le travailleur et ennoblit ses récréations, lui apprend la politesse des mœurs et celle de l'esprit, fait de lui enfin un être sociable là où il n'y avait qu'un ennemi de toute société.

On ne saurait donc trop pousser l'ouvrier dans la voie des cercles et lui faciliter les moyens d'en fonder non-seulement à Paris, mais dans tous les centres industriels de la France. Les plus brillantes individualités s'y emploient, infatigables dans leurs efforts, et c'est avec plaisir que nous souscrivons au désir qui nous a été exprimé de propager, dans les salons de Paris, l'idée des cercles populaires.

Le cercle a un double but : assurer le travail, puis la récréation à ses sociétaires. L'agréable par l'utile, telle est sa devise. Il procure de l'ouvrage autant que possible à ses membres, continue et perfectionne leur éducation commencée, met à leur disposition une bibliothèque nombreuse et variée, des journaux, des jeux de toute sorte. De temps à autre, des conférences historiques et littéraires leur sont faites par des hommes distingués et dévoués, et ce sont alors les grands jours du cercle.

Ce n'est point tout. Nous ne sommes pas là au *Jockey-Club* ni à l'*Union* et les statuts sont obligés de prévoir bien des cas ignorés dans ces clubs de *high-life*.

C'est ainsi qu'en cas de maladie, les soins du médecin et les médicaments sont acquis gratuitement aux sociétaires. Si le malade vient à succomber, le cercle, remplaçant la famille absente, s'occupe des funérailles et adopte les enfants, devenus orphelins de père et de mère, au *prorata* de ses ressources.

Vous voyez dans quel large esprit de fraternité, dans quel sentiment profondément chrétien sont conçus ces cercles, et combien il est à désirer d'en voir d'autres s'instituer à leur exemple. Le zèle mondain ne s'y épargne pas, et c'est sa gloire.

La solution du problème social par rapport à la classe ouvrière se résume en deux moyens : l'association et l'assurance.

L'association réglant et pondérant le travail, puis, par le cercle, parant au péril des heures de loisirs ; l'assurance venant sans qu'il s'en doute, pour ainsi dire, permettre à l'ouvrier, quand ses forces déclinent, de finir ses jours, tranquille et indépendant.

Pour réparer les maux du passé et préparer la

sécurité de l'avenir, ce n'est pas seulement du pain qu'il faut de la part du riche aux faibles et aux souffrants. Il y a quelque chose de plus beau que la charité, c'est la fraternité.

LES EXCENTRIQUES

DU MONDE

LES EXCENTRIQUES DU MONDE

La société française, à notre époque, présente un phénomène curieux : c'est l'absence complète de la personnalité dans le caractère et la manière d'être. Tous semblent taillés sur le même patron et voir par les mêmes yeux. Le nivellement rêvé par la Révolution s'est fait là d'une façon radicale et tous les Français sont égaux devant l'uniformité.

Les femmes elles-mêmes, dont la fantaisie paraît l'essence, se sont mises au ton général et donnent le *la* d'ordonnance avec une régularité exemplaire.

Voyez leurs toilettes, toutes calquées sur la même gravure de mode : pas un nœud de plus, pas un retroussis de moins. Et cependant dans aucun temps il n'a été plus loisible de s'habiller, sans craindre le ridicule, au gré de la folle du logis. La mode néo-régence qui a cours se prête à toutes les combinaisons, à tous les amendements — comme la nouvelle constitution.

Mais bah ! il est bien plus commode de regarder avec les yeux de son voisin, de penser avec le cerveau de sa couturière que d'opérer soi-même, et c'est déjà bien assez pour madame de X... d'avoir mis en vert ce que madame de Z... porte en bleu.

C'est grand dommage pour les femmes que ce manque d'originalité ; elles attirent moins et ne retiennent guère. Là où l'on s'attendait à un livre nouveau, on ne trouve qu'une édition changée de format. Les premiers feuillets coupés, on n'a plus envie d'aller jusqu'au bout du volume. On sait d'avance le dénoûment.

Les filles d'Eve d'autrefois comprenaient leur rôle autrement : avec leurs bonnets, elles jetaient leur raison pardessus les moulins. Les favorites illustres depuis Cléopâtre jusqu'à la marquise de Prie ont été presque toutes des excentriques. On demandait à la duchesse de Sabran par quel sortilége la marquise de Prie tournait la tête à tous ceux qui l'approchaient :

— Mais par la contagion, tout simplement; parce qu'elle est folle elle-même.

Et elle l'était d'une piquante façon, la jolie marquise.

— Pourquoi ne voyez-vous plus M. d'Arlincourt? lui disait un jour madame du Deffant.

— Pourquoi? mais parce qu'il est fort mal pour moi.

— Comment cela? après avoir été liée avec lui comme vous l'avez été!

— Mais notre liaison ne fut jamais intime.

— La belle folie! Comment! vous n'avez pas eu M. d'Arlincourt?

— Non, certaienment?

— Mais je vous assure que...

— Eh! comment le sauriez-vous?

— Comment je le saurais! c'est vous qui me l'avez dit.

— Moi!..... — puis après une pause et un bâillement : Ah! c'est vrai, je l'avais oublié.

Il n'y a plus que les grandes dames du Nord pour arriver de nos jours à ce degré de fantaisie. Je sais entre autres une princesse russe—bien connue des stations thermales à la mode et des restaurants du *high-life*, à Paris, où elle a l'habitude de se rendre dans la salle commune, accompagnée d'une seule femme de chambre, — qui vient d'ajouter à son chapelet d'excentricités une invention assez originale.

Un caprice lui a fait acquérir sur les bords de la Méditerranée, cet hiver, une villa où les festons le disputent aux astragales. A peine achetée, sa propriété lui a déplu et elle l'a remise en vente. Ne trouvant pas preneur, elle projette en ce moment de mettre en loterie, mais en loterie privée, son acquisition. Elle émettra parmi les nombreuses relations qu'elle compte aux quatre coins de l'Europe, cent cinquante billets à cent louis chacun ; puis, un beau soir, entre une partie de trente-et-quarante et un tour de valse au Casino d'une station balnéaire quelconque, on tirera la loterie et la princesse sera débarrassée à jamais de l'immeuble qui a encouru sa disgrâce. Je dis à jamais, car la princesse est femme de précaution, et se méfiant de sa veine, elle ne gardera pas pour elle un seul billet. Celui-là n'aurait qu'à être le numéro gagnant...

Lady G..., elle, en sa qualité d'Anglaise, a trouvé moyen de mettre de l'originalité jusque dans sa charité. Voulant soulager la misère des ouvriers des chantiers de Depfort, elle a loué pour un certain temps les salons de rafraîchissement du théâtre de Greenwich, et tous les soirs on pouvait la voir, assistée de deux pages, servant les verres de limonade ou de brandy à ceux qui se présentaient. Vous jugez si l'affluence fut considérable. De pareils exploits ne sont possibles d'ailleurs qu'outre-Manche. Voyez-vous la marquise de Gallifet ou la duchesse de Bisaccia installée au buffet d'un théâtre parisien! Le radicalisme du paradis n'en ferait qu'une bouchée.

Une Française, cependant, fait un peu exception au manque d'individualité que je reproche à ses compatriotes. C'est madame de L... qui par sa naissance tient au faubourg Saint-Germain, et par son mariage aux plus hautes sphères de la diplomatie sous l'Empire. Sa roberie contient invariablement quarante toilettes complètes—pas une de plus, pas une de moins. Chaque toilette occupe une caisse spéciale, et, dame! avec les traînes et les cotillons que l'on porte aujourd'hui, vous jugez de la dimension de ces caisses.

Aussi, quand la dame en question, quittant un palais ministériel de l'Empire, emménagea dans son hôtel, la cage de l'escalier se trouva-t-elle trop étroite pour les laisser passer. Madame de L... ne fut pas arrêtée par un si léger obstacle. Elle fit démolir son escalier et les caisses passèrent triomphalement. Ce fut vingt-cinq mille francs qu'il lui en coûta, voilà tout.

Madame de L... possède d'admirables diamants et les nombreuses plaques reçues par son mari sont encore venues augmenter son écrin. Un soir, à une réception chez un ambassadeur oriental, celui-ci s'étonna doucement de ne pas voir sur la poitrine de M. de L... la plaque en diamants qu'il lui avait envoyée peu de temps auparavant sur l'ordre de son souverain.

— Monsieur le ministre, répondit le diplomate, regardez ma femme et vous reconnaîtrez que ma plaque fait bien plus d'honneur à votre maître là où elle se trouve que là où vous la souhaiteriez.

Il faut encore noter parmi les individualités féminines qui tranchent sur la généralité des femmes de leur monde deux grandes dames étrangères — très Françaises d'ailleurs de notoriété — qui, à des titres divers, font événement partout où elles se présentent et, malgré les années qui s'écoulent, tiennent toujours en éveil la curiosité la plus facile à blaser, celle des salons. Je veux parler de la comtesse de C... et de Madame R... K...

Le baron d'Ideville, dans ses *Souvenirs d'un Diplomate*, d'un attrait si piquant et d'une observation si fine, a tracé un portrait remarquable de la comtesse de C..., — première manière, — c'est-à-dire de la comtesse jeune fille et nouvelle mariée. Il aurait à présent à nous en donner le pendant, en nous peignant la comtesse devenue veuve, livrée aux seuls caprices de son imagination, et nous prouvant une fois de plus la vérité de cette parole : Que de femmes il y a dans une femme !

Vous savez la beauté proverbiale de la comtesse. Elle a fait retourner la tête de tout ce qui compte en Europe et, même sous une robe d'ermite, comme à une soirée de tableaux vivants chez la baronne de Meyendorff, triomphé toujours sans partage. Ce qui la caractérise, c'est la variété. Hier, la comtesse vous semblait quelque divinité descendue de l'Olympe, pour parler comme au temps du grand roi ; aujourd'hui elle vous paraîtra — avec sa robe de batiste d'ananas et son chapeau Paméla — une toute jeune fille à peine émancipée du couvent.

Cette beauté est d'ailleurs toute son existence, sa pensée dominante en ce monde. « Elle mourra de sa première ride, » a dit d'elle la princesse P... En attendant, elle s'amuse d'elle-même comme d'une poupée. Le premier chiffon qui lui tombe sous la main lui devient prétexte à parure et il faut voir comme elle s'entend à le tortiller, à le transformer, à le poétiser. Avec ses doigts de fée, elle idéaliserait un bonnet de coton.

Ses pieds, ses merveilleux petits pieds à la Conti, auxquels on pourrait appliquer les vers de La Fontaine, sont de sa part l'objet d'un culte particulier. Pour leur rendre hommage, elle avait imaginé de collectionner dans des vitrines dorées et garnies de planches revêtues de velours, toutes ses vieilles chaussures de plusieurs années. C'était la curiosité de sa maison de Passy pendant le dernier séjour qu'elle y fit.

Ce musée, qui dura l'espace d'une saison, ne fut

qu'une de ses plus bénignes excentricités. Elle en a eu bien d'autres depuis à l'actif de son imagination.

Dans les dernières années de l'empire, un jour, de grand matin, elle fait passer sa carte au prince de la Tour-d'Auvergne, alors ministre des affaires étrangères, l'adjurant de la venir rejoindre sur l'heure... à l'esplanade des Invalides. Le ministre accourt et la trouve drapée dans un manteau à la *Fra Diavolo* et chaussée de bottes à l'albanaise, dans la tige desquelles était passé un couteau poignard à manche d'argent.

— Pourquoi cet arsenal ? lui demande M. de la Tour-d'Auvergne ébahi.

— Et les insolents, mon cher prince !...

Elle était venue voir le ministre des affaires étrangères, simplement pour une faveur de douane à obtenir.

A cette époque quand elle passait à Paris — maintenant elle y possède une modeste installation non loin du boulevard des Capucines — elle avait l'habitude d'aller dîner et déjeuner toute seule au *Café Anglais* où un cabinet était spécialement mis à sa disposition. Parfois, cependant, elle était accompagnée par son fils — brillant et sympathique jeune homme aujourd'hui — qui par parenthèse a été peint encore tout enfant par Eugène Giraud et dont le portrait est resté non réclamé dans l'atelier du peintre d'interminables années — la comtesse avait oublié totalement l'incident. Souvent alors « pour éviter la perte de temps » elle prenait ses repas en voiture tout en circulant dans les rues. A l'issue d'une visite de cérémonie, chez le duc de X., celui-ci lui offre le bras pour la reconduire à sa voiture. Qu'y trouve-t-il ? le fils de la comtesse, en ce temps jeune garçon, une table portative devant lui et en train de découper un perdreau : la belle comtesse lui expliqua alors sa recette du déjeuner — à la course et à l'heure.

Bien qu'elle semble exclusivement faite pour le monde, ses pompes et ses œuvres, elle a une propension marquée vers la solitude et la retraite. Elle se cloîtrera des mois entiers n'ayant comme compagnie que son image reflétée par son miroir.

Mêlée à la vie de salon dès l'âge de treize ans, à l'exemple de son amie la comtesse Wa...ska, qui, à quatorze ans, faisait déjà les honneurs des réceptions quotidiennes de sa mère, elle excelle à cet art du monde qui permet de soutenir une conversation dont la pensée est absente et à déguiser le vide du fond par la grâce de la forme.

Cependant elle a des rencontres heureuses et parfois des remarques d'une pénétration étonnante. Aussi quand elle s'intitule la Belle et la Bête, n'y voyez qu'une coquetterie de plus : cela signifie, qu'à la regarder, vous perdez la faculté de l'entendre.

Madame R...-K..., c'est une autre affaire :

elle s'adresse à vos yeux et à vos oreilles. Winterhalter a fait d'elle un portrait que je voudrais bien pouvoir vous présenter, au lieu d'être réduit à vous le décrire. Imaginez une tête à la fois mutine et fière, piquante et digne ; un front blanc et admirablement fait, surmontant des yeux... invraisemblables, tantôt grands ou petits, selon l'expression qui les anime, alliant toute la hauteur, toute la puissance des yeux noirs à la douceur et la caresse des yeux bleus. Ajoutez à cela un nez de *baby*, un de ces petits nez mignons, spirituels, qui frémissent quand la bouche parle, et vous aurez bien imparfaitement le signalement de cette séduisante image.

Elle a charmé de ce visage exquis les cinq parties du monde, et tour à tour elle a été fêtée et choyée dans les grandes capitales de l'Europe ; mais nulle part elle n'a triomphé comme à Paris. A Vienne, elle n'était pas assez aristocrate, à Londres, pas assez noble, à Florence pas assez rieuse. Parmi nous, elle s'est montrée véritablement ce qu'elle est : une Parisienne des bords de la Néva.

Aussi a-t-elle été essentiellement, pour le Paris mondain d'avant la guerre, cette *diva di primo cartello* sans la présence de laquelle il n'est point de fête absolument réussie et qui éclaire et ensoleille tout autour d'elle. Ce rôle d'enfant gâté des salons de la capitale est toujours rempli par une étrangère, parce qu'alors ce n'est pas une royauté que supportent nos Parisiennes, mais seulement un patronnage plus marqué qu'elles exercent. Les conditions de l'emploi en question sont, pour celles qui veulent s'y maintenir, de posséder, avec une beauté originale et qui s'impose, une grande souplesse d'esprit et un nom qui sonne haut. De plus une santé à toute épreuve est nécessaire, car il faut être prête à chaque heure du jour et de la nuit et au premier appel de ce souverain despotique qui s'appelle : le monde.

Madame R...-K... fut à miracle la femme de l'emploi. Alliant le tact à l'originalité dans l'esprit, sachant tout dire et tout faire entendre, *sportwoman* émérite, mais aimant le cheval et non pas l'écurie, pratiquant le beau-vivre avec le faste caractéristique de sa race, elle est l'expression parfaite du *high-life*, tel que l'ont fait les habitudes modernes.

Elégante à outrance plus encore peut-être qu'artiste dans la façon de s'habiller, son propriétaire, pendant une de ses absences de Paris, ayant fait ouvrir judiciairement son appartement, on y trouva quatre-vingts cartons garnis chacun d'un chapeau. Elle a un besoin invincible d'espace, de mouvement et de liberté qui ne la fait que passagère partout où elle va. A peine revenue de Londres, elle part pour Pétersbourg, mais elle revient toujours à

Paris, bien qu'elle l'ait légèrement malmené dans un petit livre, où des amourettes de salon servent de cadre à une suite d'observations souvent heureuses, toujours naturelles, sur la vie mondaine en France. Elle l'a dit un jour elle-même : « Il nous faut un bain de Paris de temps en temps, à nous autres Russes : c'est le seul moyen d'empêcher le Cosaque de reparaître sur la peau. »

Le faubourg Saint-Germain — en ce milieu, qui l'eût cru ? — au milieu de l'effacement de l'individualisme féminin dans la société française, possède cependant parmi ses sommités une femme qui fait exception à la règle — sans doute pour mieux la confirmer.

Comtesse, et comtesse sans retouche, vous pouvez m'en croire, le Ponthieu ne possède pas de nom plus pur que le sien, et Marie Stuart compte une de ses ancêtres parmi ses filles d'honneur. La dame a été dans toute l'acception du terme une belle femme et elle s'en souvient : mine brune et fière, avec la lèvre supérieure ombragée d'un noir duvet à la Junon; pied admirable et main à la façon de ces patriciennes d'Italie dont la sculpture florentine nous a gardé le modèle.

Levée à six heures du matin — hiver comme été — les premiers pas de notre comtesse sont pour ses écuries; là, de cette même main qui sait présenter si galamment une tasse de thé, elle relève le pied de ses chevaux pour s'assurer s'ils ont besoin d'être ferrés ; puis elle étrille comme le plus expert des palefreniers « ses coursiers favoris » et ne dédaigne pas de présider à tous les menus détails de la tenue d'une écurie.

Cette besogne terminée, elle entre dans son atelier de menuiserie, — menuiserie, charpenterie, comme l'on chantait dans l'*Œil crevé*, — quand elle est lasse du rabot, elle saisit l'ébauchoir et exécute des modèles de candélabres, de coffrets, d'objets de toute sorte qu'elle fait ensuite exécuter en bronze ou en cuivre. La journée se passe dans les visites aux ateliers qui ont de ses *pièces* à parachever, et souvent il lui arrive encore de mettre la main à la pâte et de donner une leçon à ses confrères en blouse bleue.

Excellente femme, d'ailleurs ; quand arriva la Commune, des confrères du faubourg Saint-Antoine vinrent à l'hôtel et s'y relayèrent pour le protéger contre toute tentative de pillage et d'incendie :

« C'est peut-être une réactionnaire, disait l'un d'eux, mais sacrédié ! c'est ça une poigne ! »

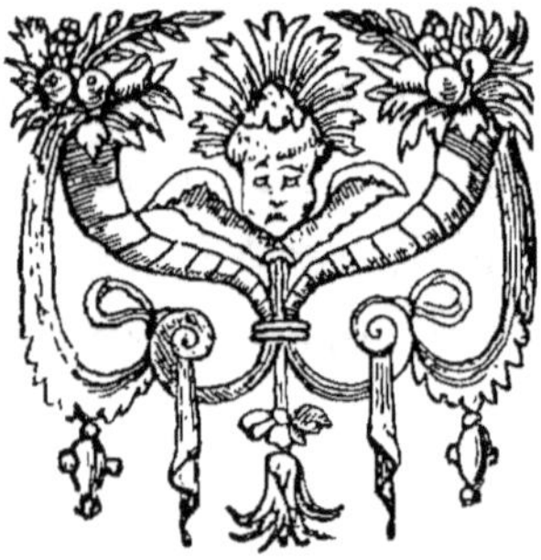

LES OUVRIÈRES

DU MONDE

LES OUVRIÈRES DU MONDE

I

Vous rappelez-vous *les Doigts de Fée* de Scribe? Frappées par des revers de fortune, des femmes du monde demandent au travail de leurs mains leur vie quotidienne : après mille et une péripéties— la pièce a cinq actes et il fallait les remplir, — leur vertu triomphe et elles regagnent, à la pointe de leur aiguille, position et bonheur.

M. Perrin, qui aime tant les reprises, pourrait remonter *les Doigts de Fée.* Cette comédie serait tout à fait maintenant d'actualité. En effet, tant de fortunes privées ont été compromises pour payer des bottes à M. Gambetta, que le nombre est grand, en France, des maîtresses de maison obligées de recourir à leur talent pour équilibrer leur budget.

Les unes, comme la comtesse Gilbert des Voisins — en art, Taglioni — donnent des leçons de danse, ou comme madame Multon, si fêtée naguère aux Tuileries, la baronne de Presles, la marquise de L... et *tutte quante*, abordent le théâtre et marchent sur les brisées des Nilson et des Priola; les autres se livrent au professorat du piano et usent leurs bottines mignonnes à courir le cachet. Celles-ci, enfin, et c'est le plus grand nombre, se livrent aux travaux d'aiguille et exploitent toutes les ressources de leur boîte à ouvrage.

Les femmes de cette catégorie sont ce que j'appellerai : les ouvrières honteuses. Elles dissimulent leur existence travailleuse avec autant de soin que si elles l'employaient à une action mauvaise. Furtivement, les yeux baissés, elles portent leur ouvrage dans des magasins éloignés des quartiers où elles ont leurs habitudes. Jugez donc, si on allait les rencontrer! Le plus souvent même elles font leur petit et si noble commerce par intermédiaire ou sous une raison sociale de fantaisie. Le tempérament féminin le veut ainsi : l'amour-propre, voilà le péché originel des Filles d'Ève, — et par parenthèse, si voulez réussir auprès d'elles, souvenez-vous d'obliger leur amour-propre, vous ne le trouverez jamais ingrat. Là où un homme avouera, le front haut, sa pauvreté et se fera même de cet aveu un titre d'estime, une femme se laissera mourir plutôt que de confesser sa gêne ou de permettre qu'on la devine. Pauvreté n'est pas vice ! prétend l'homme. — C'est bien pire, pense la femme.

Préoccupée de sauver les apparences, notre ouvrière honteuse compromet le plus souvent le bénéfice de son travail et n'en retire qu'un mince résultat. Pour parer à cela, une société s'était formée, avant la guerre, sous le nom, je crois, de la *Ruche parisienne*, et débitait dans un magasin du boulevard les ouvrages que nos mondaines lui adressaient. Point de nom d'envoi. Une étiquette et un prix, cela suffisait.

Les deux siéges de Paris ont tué cette entreprise : il serait bien utile qu'elle se reformât sur des bases encore plus étendues. Je voudrais, par exemple, que les femmes pussent recevoir une avance sur le prix de leur ouvrage en le déposant au lieu de vente. L'acheteur vient si lentement et les besoins de la vendeuse marchent si vite !

A propos de travail, on a cherché, avec un zèle digne d'éloge, dans les journaux, à faire prendre en France la mode de l'emploi des femmes dans les administrations et services de l'Etat, dans le but de diminuer le nombre des Marguerite Gautier — sujets précieux de roman ou de comédie, mais voilà tout.

Comme de juste, nous n'avons pas été prophètes en notre pays, mais nous avons triomphé hors des frontières. En Russie, 310 femmes remplissent actuellement des emplois de télégraphistes d'une façon si satisfaisante, qu'on va essayer du concours de la femme dans différentes autres branches des services de l'Etat. En Autriche, l'imprimerie royale de Prague a décerné, cette année, des brevets de capacité à sept apprentis compositeurs du sexe féminin, et les a admis définitivement, après trois ans d'apprentissage, dans ses ateliers.

Espérons que cette lumière qui lui vient du nord ne sera point perdue pour notre pays et que nous n'en serons plus réduits, dans un avenir prochain, à baisser la tête, quand une femme, interrogée pourquoi elle ne travaille pas, nous répondra, comme hier, dans un comité de charité où je me trouvais :

— Eh ! Monsieur, ce n'est pas moi qui refuse le travail, c'est le travail qui ne veut pas de moi.

II

— Vous savez, ma chère, ce pauvre prince X... C'est affreux! Lord Lyons m'assure qu'il est réduit à donner des leçons de musique à Londres. L'année dernière, il se contentait de composer des romances pour acheter des gants; maintenant il les fait chanter; où en viendra-t-il, la saison prochaine?

— A les chanter lui-même. Pauvre prince!

— Oui, pauvre prince! car sa couronne fermée fait peur, et tel qui voudrait faciliter la profession recule devant les quartiers du professeur. Pensez donc! le quart d'heure du cachet devient terrible avec un homme comme lui! La petite de R.. m'écrivait qu'après une première épreuve, elle y avait renoncé. Elle en aurait fait une maladie.

— Lady Nawkins, elle, a trouvé moyen de s'en tirer. La leçon finie, elle attache une fleur à la boutonnière du prince; dans la tige est caché un billet de banque.

— Une seconde édition de l'œillet blanc du chevalier de Rougeville à Marie-Antoinette, — une édition anglaise essentiellement pratique.

— La pratique, voilà la grande affaire. On n'y

songe pas assez. Que l'exemple du prince nous serve d'avertissement. Lui, croyait à l'inamovibilité du Sénat. La révolution a fait de sa chaise curule un tabouret de piano. Nous, nous croyons à nos terres, à nos pierres de taille, à nos collections de tableaux ; — qui nous assure contre le pétrole ? Le duc d'Aumale a raison, pendant que ses moyens le lui permettent, il embrasse toutes les professions : général, homme de lettres, éleveur, marchand de vins, — sans compter la Chambre et l'Académie. De cette façon il est toujours sûr de retrouver quelque chose. Imitons la prévoyance de la maison d'Orléans.

— Moi, je suis déjà en plein dans cette voie. J'ai repris mes leçons de solfége et mon mari pioche l'harmonie. Vous nous entendrez tous deux, cet été, aux *Ormeaux*, l'un chantant la musique de l'autre. Avant-hier, chez madame Duchâtel, Faure m'a promis de me faire avoir une audition du directeur de l'Opéra.

— Vous êtes bien heureuse, ma belle mignonne, d'avoir votre voix. Le chant c'est lucratif. Je n'ai moi, hélas ! que mon pinceau, et depuis que j'ai vu vendre à l'hôtel Drouot des toiles d'Altesse à raison de quarante-cinq sous la pièce, tout encadrées, je suis découragée. La toile au mètre eût coûté bien plus cher.

— C'est l'histoire du papier timbré avant la

lettre de change. Vierge de signature, il valait le prix du timbre. Elle apposée, dans beaucoup de cas, il n'est plus bon qu'à allumer le feu.

— Ce qui me console, c'est qu'Edgard monte à cheval comme M. Mackenzie. En cas d'émigration, il ouvrira un manége. Il y a des précédents, le comte d'Aure!...

— Et puis le temps des sots métiers est passé. Allez donc faire rire aujourd'hui toute une cour en vous écriant comme madame de Duras à qui on parlait — sous Charles X — d'un bal devant réunir deux mille personnes : « Ah! ça, il y aura donc des notaires! » La généralité du besoin d'argent a fait évanouir la morgue des trente-deux quartiers.

— Voyez la princesse Pierre Bonaparte. Sans fortune, mère de famille, elle a ouvert bravement en plein *Regent street* des ateliers de couture. C'est très crâne, cela!

— Oui, car enfin l'opinion...

— L'opinion, l'opinion, de combien de préjugés est faite l'opinion! Qu'y a-t-il, par exemple, de plus illogique que le mépris voué par certaines gens au commerce, à ses pompes et ses œuvres? Tout le monde ici-bas, du petit au grand, ne débite-t-il pas sa marchandise?

Les princes vendent aux nations, et assez cher, ma foi! vu les risques et périls de l'entreprise, l'autorité de leur nom; les hommes politiques vendent aux princes le crédit de leur réputation et leur dévouement — garanti jusqu'à la première révolution. L'Eglise, et c'est justice, vend à la vanité les pompes de son ministère; les avocats vendent leurs plaidoiries, les notaires leurs minutes, les huissiers leurs exploits, les avoués leur assistance, les juges leur temps, les médecins leurs visites, les gens de lettres leur copie, les artistes leurs œuvres, les propriétaires la jouissance de leurs immeubles en gros et en détail, les comédiens leurs grimaces, les militaires leur vie. J'en passe, j'aurais l'air de cataloguer l'almanach Bottin. Mais la contagion du commerce va si loin qu'il y a des gens qui, n'ayant plus rien à vendre aux hommes, se vendent eux-mêmes au diable.

Cette honte mal placée de débiter à ciel ouvert sa marchandise est une des plaies de notre société. C'est elle qui fait de la plupart des revers de fortune — réparables à leur origine — des désastres éternels. Au lieu de nous préparer à l'exercice d'un métier, nous ne nous précautionnons que de professions de luxe. Vienne la débâcle, nous n'avons à lui opposer que notre pratique des arts d'agrément. Les femmes courent le cachet si stérile de la maîtresse de chant ou de piano; les hommes tenteront de peindre des éventails ou des assiettes; — tous logeront des toiles d'araignée dans leur portemonnaie.

S'ils se donnaient la même peine en vue d'un métier pour de vrai, ils se tireraient d'affaire. La pièce de cent sous qu'on poursuit en tapinois s'attrape difficilement. C'est au grand jour qu'il faut la chercher.

AUX CHAMPS

AUX CHAMPS

I

La vie à la campagne trouve en France, chaque automne, un élément d'occupation et de distraction que je m'en voudrais de ne point signaler. Je veux parler du comice agricole, cette grande affaire de nos propriétaires ruraux et de leurs bons villageois. De quelque côté que vous alliez à la campagne, vous vous heurtez à des bœufs que l'on prime ou à des éleveurs que l'on médaille. On enguirlande les moutons et on enrubanne les charrues. C'est temps de liesse générale pour l'étable et pour le pré.

Vous connaissez la fête : à quelque oriflamme ou à quelque pieu près, elle est partout la même. Les bêtes, alignées dans une sorte d'hippodrome, présentent aux visiteurs leurs croupes grasses et reluisantes, et, sans le moindre égard pour l'assistance, échangent entre elles un dialogue à hauts cris, dont je voudrais bien saisir la clef, s'il est vrai, comme le prétendent Lamartine, madame de Tracy et les Buffons de l'Inde, qu'il soit l'expression de leurs pensées et de leurs réflexions.

Vous figurez-vous d'ici, en effet, un comice agricole jugé par les animaux ? Que d'aperçus intéressants, que de données curieuses ! C'est surtout à l'endroit du discours préfectoral que j'aimerais avoir l'avis des braves quadrupèdes qui en font les frais. L'autre jour, à C..., au moment où l'orateur officiel terminait sa péroraison par le cri sacramentel : Vive la République ! un formidable beuglement lui fait écho.

« Vous l'entendez, messieurs, continue alors le discoureur sans se troubler, les bêtes elles-mêmes acclament l'ère nouvelle ! »

Un tonnerre d'applaudissements — la vérité historique m'oblige à en convenir — répondit à cette extension imprévue du suffrage universel, et voilà comme on fonde un gouvernement dans notre beau pays de France.

Prononcés sous un régime qui met la charrue devant les bœufs, les discours de comice ont d'ailleurs, à présent, une tournure des plus originales. L'agriculture y sert de prétexte à des métaphores tout à fait inconnues des *Géorgiques*, et on y traite la question sociale sur le dos des bêtes à cornes.

« Sapristi ! me disait à ce propos le marquis de J..., au comice de L..., je croyais que l'art d'élever des lapins consistait à s'en faire trois mille livres de rentes ; mais il paraît qu'il sert aussi à se faire des électeurs ; dès demain, je vais me mettre à planter des choux. »

La préoccupation électorale, en effet, est au fond de toutes ces harangues à titre bucolique et comme il n'est peut-être pas en France de château qui n'ait son orateur à fournir à ces congrès champêtres, vous comprenez la place que tient le comice dans la vie du *high-life* à la campagne. Pour ma part, en une seule saison, j'ai eu à subir une dizaine de discours sur l'amélioration des races chevaline, bovine, ovine et porcine, et si, à l'instar du *Diphile* de la Bruyère, je ne suis pas vu pendant mon sommeil, broutant et ruminant, ce n'a pas été la faute de mes chers voisins de terre.

D'un autre côté, ces comices présentent un avantage réel pour l'éducation parlementaire de notre jeune aristocratie. — Elle l'habitue — à l'exemple de la noblesse anglaise — à prendre la parole en public, à se mêler au peuple des campagnes et en lui montrant où sont ses intérêts, à lui enseigner ses devoirs. Ce sont les concours qui ont formé la plupart des jeunes orateurs de la Chambre, et notamment le marquis de Castellane, le héros attitré du comice de Mauriac.

L'éloquence agricole a, d'ailleurs, ses maîtres en France, et MM. Drouyn de Lhuys, de Falloux et de Talhouët — pour ne citer que trois noms — sont sur ce terrain de véritables modèles à étudier. Puisque je nomme M. de Falloux, permettez-moi de vous citer, entre parenthèse, un fait qui mérite d'être connu. Savez-vous à quoi il a employé le produit des ouvrages qu'il a publiés sur madame Swetchine? A la fondation, à Segré, d'un hospice qui porte le nom de son illustre amie. Voilà, n'est-il pas vrai, une façon d'honorer cette belle mémoire tout à fait digne d'elle?

Les comices ne sont pas seulement le rendez-vous des beaux parleurs du canton, ils sont aussi un prétexte à réunion pour toutes les élégances qui s'encampagnardisent dans leurs domaines. C'est un terrain neutre où l'on peut se rencontrer sans le moins du monde s'engager et très favorable à la satisfaction de ces rivalités de foyer dont fourmille la campagne. La duchesse y écrase madame la sous-préfète avec ses équipages et le cortége de gens à blason qu'elle traîne à sa suite, et celle-ci triomphe aux yeux de la foule bourgeoise et boutiquière en faisant battre aux champs sur son passage les tambours des pompiers.

C'est surtout le côté hippique du concours qui intéresse les visiteurs à châteaux, et il n'est pas rare d'entendre des femmes — qui tiennent au Jockey-club par leurs maris ou leurs frères — déployer sur cette partie de l'exposition des connaissances qui devraient leur donner voix aux chapitre dans la commission des récompenses.

Il est telle grande dame qui en matière chevaline en remontrerait à un directeur de Haras. C'est ainsi que la duchesse de Fitz-James, pour ne citer qu'un nom entre vingt, dont l'autorité en matière de sport est célèbre, a écrit un ouvrage hippique pour l'éducation de ses enfants — non encore imprimé — que les rares privilégiés à qui il a été communiqué déclarent de premier ordre.

Et, à ce propos, voilà un sujet de discours tout trouvé pour un orateur de comice dans l'embarras : De l'influence des femmes aux champs en général et sur les comices agricoles en particulier.

II

Découplez les chiens !—Sonnez, piqueurs ! Voici la saison des chasses arrivée et la guerre au gibier qui commence. Le *high-life* déserte à l'envi les bains de mer et les stations thermales pour se rendre dans ses terres où, la mode et l'économie le poussant, s'il vit un peu d'ennui, il vivra aussi beaucoup de ses propres lapins, ce qui n'est pas à dédaigner. Une des choses qui frappent le plus le Paris qui émigre en province à présent, c'est d'y retrouver, en pleine floraison, le cocodettisme mort dans la capitale avec l'Empire. Les châteaux de France sont pleins de grandes et petites dames modelées sur les mondaines à outrance de Compiègne et de Saint-Cloud et qui assaisonnent, au goût du terroir, toutes les modes de ces villégiatures d'antan. Jacasserie à tort et à travers, excentricité de toilettes et d'attitudes, bonnets qu'on croit toujours prêts à s'envoler par-dessus les moulins, mais qu'on retient au dernier moment par la bride, sportophobie implacable, que sais-je encore ? Rien n'y manque. Bien plus, la plupart de ces dames se sont frôlées, pendant la guerre, à la vie des camps, par suite de l'incorporation de leurs maris ou de leurs frères dans les armées de la défense provinciale, et elles en ont rapporté de petits airs militaires et des crâneries de langage qui seraient mieux en situation au bal d'Idalie que dans les salons armoriés de leurs nobles aïeux.

Tout cela est très gai, si vous voulez, mais d'une gaîté qui sonne faux. On a moins envie de rire que de hausser les épaules. Le plus bel habit du monde devient si ridicule quand il est passé de mode !

Et puis c'est le cadre qui manque le plus à nos cocodettes de province pour nous rendre fidèlement le portrait de leurs anciennes des Tuileries. Vous figurez-vous un proverbe d'Alfred de Musset joué avec l'accent de Brives-la-Gaillarde et dans un salon en velours d'Utrecht ?

Les cocodettes pour de vrai avaient une scène digne de leurs exploits et s'entendaient aux accessoires. Elles osaient beaucoup parce qu'elles pouvaient beaucoup oser. Leur situation sociale n'était-elle pas leur firman, et leurs millions sans fin ne leur servaient-ils point de passe-partout ?

Leurs émules aujourd'hui jettent les hauts cris quand on leur apporte un cotillon de cinquante louis ; elles dépensaient 100,000 francs chez leur couturière et dédaignaient de vérifier la facture, sachant bien qu'il en est d'une robe comme d'un tableau, et qu'il ne s'agit pas seulement de payer la toile et les couleurs.

Leur conversation allait par monts et par vaux ; c'était un casse-langue fatal à qui voulait le suivre. Soit. Mais tout cela était impromptu, personnel, et elles attrapaient l'originalité sans courir après. Nos cocodettes de province, elles, piochent l'excentricité et essaient leurs coups de tête. Elles ne font pas leur personnage, elles le répètent.

Et où l'ont-elles appris, les infortunées ? Dans des articles de journaux écrits sur ouï-dire, dans des *racontars* de salon colportés sans rime ni raison, d'après la légende de celui-ci ou la rancune de celui-là. Elles jouent les cocodettes comme les élèves de Monseigneur Dupanloup jouent les tragédies grecques, par hypothèses et conjectures, et connaissent leurs modèles à peu près à la façon dont mon concierge connaît la reine Hortense, pour avoir été le cousin du valet de chambre de feu M. Mocquard.

Si elles savaient combien la plupart des hautes individualités mondaines de la cour impériale ont su donner à leur vie, aujourd'hui que la grandeur ne les attache plus au rivage, une physionomie simple et modeste, comme elles reviendraient vite de leurs airs d'emprunt et descendraient de leurs échasses ! Voyez cette princesse célèbre qui a fait retourner tant de têtes et mis sens dessus dessous, dix ans durant, la chronique mondaine ; tout heureuse d'avoir reconquis son indépendance et de régner sur un cercle intime et choisi, elle vit, en ce moment, dans son château quasi royal du Rheingau, tout entière aux douceurs du jardinage, voire de la culture potagère. Dans son parc a été aménagé un coin de terre où rien ne croît qui n'ait été semé ou planté de ses mains sérénissimes. C'est ainsi qu'elle a pu expédier, dernièrement, à une de ses amies une botte de radis des plus appétissants et dus à ses soins personnels. Si on leur a fait fête, vous pouvez vous en douter. Non-seulement on les a savourés dans un dîner de gala donné en leur honneur, mais chaque convive a tenu à en garder une feuille comme souvenir de la noble et sympathique jardinière.

Souvenez-vous des radis de la princesse de X..., châtelaines des quatre points cardinaux de la France, en tentation d'offrir à vos hôtes du cocodettisme réchauffé. C'est tout un programme pour les maîtresses de maison qui veulent être à la mode du jour.

III

La dernière guerre a déterminé dans les habitudes féminines un changement qu'on peut agréablement constater partout, en cette saison. Elle a accoutumé les filles d'Ève à l'odeur de la poudre, tant et si bien qu'elles font aujourd'hui le coup de fusil contre les lièvres et les lapins, à rendre des cartouches aux hommes. Grâce à leur présence, la chasse redouble d'attrait, et le moins disposé naguère à jouer les Nemrod s'empresse maintenant de chausser les guêtres du personnage.

L'agrément n'est pas mince, vous comprenez, de pouvoir casser les reins aux perdreaux — en société féminine — autrement que truffés et bardés, et de battre les buissons avec des compagnons qui s'habillent chez Worth.

La plupart de nos ferventes de Saint-Hubert vont au feu en simple cotillon court et en bottes hautes ; mais quelques-unes ont adopté pour la circonstance un petit costume *ad hoc* qui mérite de se généraliser. Il se compose d'une blouse à la russe, en velours de couleur, serrée à la taille par une ceinture de maroquin relevée de plaques de Toula. Un large pantalon zouave rentré dans les bottines à jambières boutonnées et de même étoffe que la blouse, complète l'uniforme. Ces bottes à elles seules valent tout un poème. Faites en cuir de même nuance que le costume, agrémentées de boutons en métal de Toula qui miroitent au soleil, elles vous ont une allure provoquante qui rend bien douces, à les suivre, les courses à travers champs. On consentirait à aller au bout du monde rien que pour l'amour d'elles, et elles vous causent des distractions bien avantageuses pour le gibier.

Ce n'est pas la vue seule qui gagne à la présence des filles d'Ève aux chasses à tir. Elles y apportent un sentiment d'élégance, de bon ton, de politesse dans les manières et la conversation, totalement inconnu des réunions où tout se passe « entre mâles ». Savez-vous rien de plus lamentable, en effet, que ces réunions ? Sous prétexte de lapins ou de cailles, les hommes les mieux élevés se donnent l'air de communards en confection de barricades, puis, hébétés par le soin de leur gloire cynégétique, tiennent un langage aussi affligeant que leur costume. Impossible de leur tirer une parole qui n'ait trait au coup qu'ils ont tiré ou à celui qu'ils préparent. C'est la faute de tout le monde, sauf d'eux-mêmes, s'ils n'ont pas abattu tout ce qu'ils ont rencontré : les chiens n'ont pas de nez, les gardes sont des imbéciles et leurs compagnons des conscrits qui n'entendent rien à la chasse.

Tandis que les carniers vides maugréent contre les pleins, Dieu sait avec quelle amertume ceux-ci accablent les premiers de leur triomphe avec cette exubérance de vanité puérile qui est un des côtés les plus désagréables du caractère français. Puis tout finit par ces repas de chasse que vous connaissez et dans lesquels, toujours sous prétexte qu'on est entre hommes, les plus spirituels débitent des paroles à jeter dans la hotte, et les plus délicats semblent ramasser leurs propos au coin de la borne. Et ne dites pas que ces façons appartiennent seules aux gens de classe secondaire ; les plus grands seigneurs n'y échappent point. J'ai vu le feu duc de L., le collectionneur émérite, le savant si distingué, — et toute la vallée de Chevreuse en témoignerait avec moi, — se livrer ainsi à des fantaisies de langage qui lui attirèrent plus d'une fois des leçons de ses paysans mêmes. Vingt gentilshommes des mieux posés et des plus titrés, que je pourrais citer, gardent les mêmes façons et relèvent leur causerie d'un sel dont la grosseur effrayerait le corps de garde le plus osé.

Il en est toujours ainsi en France, d'ailleurs, chaque fois que le sexe qui porte la barbe se trouve seul à une table. Vienne au contraire s'y asseoir une femme, et tout change : l'*odor di femina* parfume tout.

A un point de vue bien autrement important, on ne saurait trop féliciter le sexe à qui nous devons nos épouses et nos mères de prendre les habitudes sportives et de réagir contre l'étiolement auquel les voue l'atmosphère des salons, par la marche au grand air et les exercices du corps. Toute femme ne peut pas monter à cheval et poursuivre le cerf à Chantilly ou à Rambouillet, mais il n'en est guère qui ne puisse se donner le luxe d'un coup de fusil — fût-ce contre les moineaux de son jardin. Les luttes civiles dont Paris a été le théâtre ont eu au moins un avantage:

celui d'attirer à la campagne beaucoup de gens qui s'en sauvaient comme d'un discours de M. Gambetta.

Le *high-life*, dégoûté de la capitale, s'est décidé à tâter un peu des champs; il y a pris goût et, d'année en année, il ne revient à Paris que plus tard, — le temps du carnaval et du carême. Vivant à la campagne, il a dû — sous peine d'y périr d'ennui, — avoir recours à toutes les distractions du nouveau terrain où il se trouvait, et de là sont venues dans son existence ces métamorphoses dont je me suis fait l'écho. Il n'est pas douteux que la vie au grand air des bois et des champs n'ait sur notre société française l'influence fortifiante qu'elle a eue pour la société anglaise. Grâce à elle, la classe supérieure va refaire son sang appauvri et offrir au monde d'autres spécimens que les gandins rachitiques et les cocodettes efflanquées qui la distinguaient jusqu'ici. Le service militaire étant obligatoire pour tous, les femmes du *high-life* entendent être à la hauteur de leur mission de mères de défenseurs de la patrie.

Nos grandes dames ont adopté depuis quelque temps pour leur tenue de chasse une mode qui la rehausse d'une façon assez originale : elles portent, pour le laisser-courre, les ordres dont elles sont décorées. Un assez grand nombre de hautes individualités mondaines sont pourvues de croix et plaques étrangères spécialement affectées aux poitrines féminines. C'est, de la part de l'Autriche, l'ordre de la Croix étoilée; de l'Espagne, celui de Marie-Louise; du Portugal, celui de Sainte-Elisabeth ; de la Prusse, les ordres du Cygne et de Louise ; de la Russie, le cordon de Sainte-Catherine; de la Bavière enfin, la puissance la plus prodigue de galanteries de chancellerie à l'adresse des filles d'Ève, les décorations de Sainte-Elisabeth, de Sainte-Thérèse, de Sainte-Anne de Munich et de Sainte-Anne de Wurzburg.

Parées de leurs plaques et de leurs grands cordons, dans leurs costumes d'amazone, nos Dianes chasseresses du *high-life* rappellent tout à fait leurs aïeules des temps féodaux allant passer la revue de leurs vassaux. En les voyant, je vous assure qu'on est à des siècles des Ranc et des Barodet, et de toutes les républiques du monde, avec ou sans épithète. La chasse à courre reste un plaisir exclusivement aristocratique; il n'est pas donné à toutes les physionomies d'y participer. Vous figurez-vous les Gambetta, Spuller et compagnie galopant en habit écarlate à travers les champs et forêts! Il y a des gens à qui il n'est permis d'avoir de rouge que le bonnet.

LES

ACTRICES DU MONDE

LES ACTRICES DU MONDE.

Un grand élément de distraction et d'occupation pour les femmes du monde est le théâtre de société. Ce goût des mondains pour les planches existe de longue date en France. Cela s'appelait autrefois le théâtre bourgeois, et rois et impératrices y ont sacrifié. Louis XIV en a été un des passionnés, tout comme plus tard Marie-Antoinette et l'impératrice Joséphine, que Napoléon Ier siffla un soir à Saint-Cloud, en s'écriant :

« Il faut convenir que c'est impérialement mal joué. »

Sous l'ancienne monarchie, la plupart des grands seigneurs avaient un théâtre dans leurs terres, sur lequel ils paraissaient aux yeux de leurs vassaux ébahis. La duchesse de Bourbon et le prince de Conti jouaient des pièces villageoises à Chantilly; le duc d'Orléans, à Bagnolet, paraissait dans le rôle de Michaud, de la *Partie de chasse de Henri IV*, à côté de l'acteur Grandval, faisant *Henri IV*, et obtenait un grand succès.

Ce qui manque généralement dans les plus beaux hôtels d'aujourd'hui, à Paris, c'est une salle où puisse se donner carrière le goût pour la comédie, inné chez nous. A peine compte-t-on trois ou quatre maisons possédant un théâtre. Il n'en était pas de même autrefois. Le duc de Richelieu avait son théâtre particulier, où fut représentée, pour la première fois, la pièce célèbre *Annette et Lubin*. Chez la duchesse de Villeroi, mademoiselle Clairon mettait le spectacle en scène, comme, plus tard, le fit mademoiselle Augustine Brohan, pour le théâtre Castellane. *L'Honnête Criminel* ayant été défendu par la police, la représentation eut lieu sur le théâtre de la duchesse, en présence du roi de Danemark.

L'hôtel Mazarin avait aussi son théâtre : Les acteurs du Théâtre-Français s'y produisaient pour stimuler les acteurs mondains. Tout le monde a entendu parler du théâtre de la Guimard, situé dans son hôtel de la rue de la Chaussée-d'Antin et pour lequel Collé composa son théâtre de société. A Passy, la duchesse de Valentinois avait son théâtre sur lequel la comtesse de Provence joua *Rose et Colas*. Louis XVIII écrivit pour cette scène : *Dire et faire*, comédie qui ne fut jamais représentée, mais dont le manuscrit a été conservé.

Une ordonnance ministérielle ayant défendu, en 1768, aux acteurs de profession de paraître sur les théâtres de société, les amateurs ne se montrèrent que plus empressés et la manie du théâtre devint du délire. Après la Terreur, de 1798 à 1806, on compta plus de deux cents théâtres bourgeois dans Paris. On jouait la comédie sur des théâtres portatifs dans les salons, dans les magasins, les cafés, jusque dans les manèges. On appelait cela « faire une partie. »

Un théâtre survécut à cet engouement, ce fut celui de Doyen, au quartier du Temple, sur lequel Menjaud, Samson, et plus tard Ligier, Bocage, Feréol, Beauvallet, Arnal se révélèrent. Transporté ensuite rue Transnonain, le théâtre Doyen, fermé à la mort de son fondateur, devint une maison sinistrement historique. C'est de là que partirent les coups de feu qui devaient amener de si horribles représailles.

L'empire vit également la passion du théâtre s'affermir dans les salons. M. Guizot raconte dans ses *Mémoires* que, traversant la Suisse en 1807, il trouva madame de Staël organisant des représentations tragiques à Coppet et qu'elle lui fit accepter le rôle de Pylade dans *Andromaque*. Quand plus tard mademoiselle Rachel, entendant M. Guizot à la Chambre, s'écriait :

— J'aimerais à jouer la tragédie avec cet homme-là, elle ne se doutait pas que l'illustre orateur avait des précédents tragiques et revêtu le *peplum* sous l'inspiration d'une autre femme de génie, l'auteur de *Corinne*.

A Saint-Cloud, à la Malmaison, la cour impériale joue la comédie avec l'impératrice Joséphine, comme *impresaria*, et même, j'en ai donné un témoignage, comme actrice.

Il y a spectacle également chez l'archi-chancelier Cambacérès, chez le comte Regnauld de Saint-Jean-d'Angely, à Paris et à l'abbaye du Val. C'est pour ce dernier théâtre qu'Arnault composa *Cadet-Roussel-Esturgeon* — en collaboration anonyme avec le comte. Le comte Français de Nantes et le conseiller d'Etat Duchâtel avaient aussi des théâtres dans leurs hôtels.

En 1814, un nommé Gromaire, machiniste de l'Opéra, fit bâtir la salle de la rue Chantereine, destinée aux amateurs qui pouvaient la louer à la soirée, et un autre théâtre du même genre était construit rue de Lancry, par un sieur Génart. Là commença madame Plessy.

Sous la monarchie de juillet et dans les premières années du second empire, un seul théâtre nouveau domine les autres scènes, celui de l'hôtel de Castellane — transformé aujourd'hui en bibliothèque par le propriétaire de cette belle demeure.

L'histoire de cette salle de spectacle, qui mériterait un mémorial à part et à laquelle on arrivait par une galerie, sorte de musée d'antiques et de curiosités égyptiennes, présente plusieurs époques. Dans la première, on voit la duchesse d'Abrantès et madame Sophie Gay se partager ses planches pour y faire représenter leurs pièces. Les deux directrices-auteurs avaient chacune leur troupe, composée de comédiens, de gens du monde, et c'était une lutte sans fin entre les deux éléments. Les chroniques Parisiennes, vers la moitié de la monarchie de Juillet, sont remplies des échos de coulisses du théâtre Castellane.

La seconde nous montre le comte Jules de Castellane reprenant la direction de la salle et l'ouvrant libéralement à des jeunes auteurs jugés dignes d'y figurer.

C'est là, entre autres initiations, que M. de Flotow, le compositeur de *Marta* et de *l'Ombre*, a donné en France son premier opéra, *Alice et Rob-Roy*, et que Paris fut appelé à connaître son talent.

Puis vient pour le théâtre de l'hôtel Castellane, sa brillante phase mondaine, sous le sceptre de la comtesse Jules de Castellane, née de Villoutreys qui, depuis la mort de son mari, il y a une dizaine d'années, habite rue Spontini, un hôtel, merveille d'art et de goût, qui possède le plus beau jardin d'hiver de Paris. Les plus hautes individualités de la société française ne dédaignent pas d'alterner devant la rampe, avec des artistes qui s'appellent mesdames Augustine et Madeleine Brohan; MM. Bressant, Delaunay. M. de Rémusat y joue, à la veille de la Révolution de Février, le *Misanthrope.* Madame de Contades — aujourd'hui la comtesse de Baulaincourt — faisait Célimène. Madame Augustine Brohan écrit de sa plume finement déliée deux proverbes pour le théâtre Castellane. M. Alexandre Dumas fils y donne, en 1856, une comédie en un acte, *le Verrou;* et Jules Lecomte, le chroniqueur si intéressant qui a fondé la réputation du *Monde illustré*, y fait représenter *le Collier.* M. Arsène Houssaye se charge des prologues d'ouverture et y déploie cette souplesse intarissable de talent qui, à côté d'œuvres de la valeur du *Roi Voltaire*, nous vaut cette suite de romans brillants, séduisants, poudrés d'or et de diamants où pourtant — bien au contraire — la soie n'exclut ni la passion ni les larmes, ni le drame, et dont le dernier paru : les *Mains pleines de roses*, *pleines d'or et pleines de sang*, nous offre en ce moment un si précieux spécimen.

Vers 1858, le théâtre Castellane éteint sa rampe. Le comte Jules meurt trois ans après. Avec lui, l'hôtel cesse de tenir sa place dans le monde parisien.

Aujourd'hui, le goût de la comédie de société n'a pas diminué : bien au contraire. Les concerts servent de prétexte à la représentation de comédies ou d'opérettes dues à des auteurs mondains, et le moindre paravent devient dans un salon occasion à intermède dramatique. Cependant les salles de spectacle particulières deviennent de plus en plus rares : à peine en peut-on compter cinq ou six à Paris, chez mesdames de Nerville, du Tillet, Pilté, et encore ne comportent-elles qu'une scène et sont-elles dépourvues de loges et de stalles.

A la campagne, le château de Folembray, à la baronne de Poilly, et le château de Cuincy, au marquis d'Aoust, sont justement célèbres, entre autres domaines, pour leurs représentations théâtrales.

Avec le luxe qui caractérise les constructions particulières à notre époque, il est étonnant qu'une salle particulière ne devienne pas la dépendance obligée des hôtels et des châteaux. Le cadre est pour beaucoup dans l'art dramatique et les plus jolies pièces du monde, jouées de plain-pied devant la cheminée d'un salon, perdent la meilleure part de leur attrait. Un théâtre formerait le complément très-appréciable d'une grande installation mondaine.

II

Les gens du monde, d'ailleurs, sont pour la plupart d'une inaptitude remarquable en matière de théâtre : dès qu'ils sont devant un paravent, ils perdent cette aisance, cette grâce et cet art de l'intonation qui, l'instant d'auparavant, dans l'atmosphère libre de leur salon, vous les faisaient trouver des comédiens sans pareils. Joués par des comtes et des marquises ayant parchemins, les proverbes de Musset ou de M. Octave Feuillet semblent perdre leur saveur et, chose plus curieuse, leur vérité. Les descendants des croisés ne savent être gentilshommes qu'à la ville ! A la scène ils sont embarrassés et gauches. A part la princesse de Beauvau, la vicomtesse de Janzé, la princesse de Metternich, la comtesse de Castellane, les baronnes de Poilly et de Colobria, et trois ou quatre autres individualités mondaines, la généralité des comédiens de salon reste au-dessous de la plus humble troupe de province comme diction et aisance à la scène s'entend, car, comme costume et sentiment de la tenue, c'est hors pair.

La voix est ce qui manque le plus aux mondains qui s'essaient dans la comédie, et ils ont assez volontiers l'air de parler à travers des mirlitons. Le prince de Ligne, cet homme de tant d'esprit, madame de Staël, cette femme de génie, étaient des comédiens détestables et d'un grotesque achevé. L'impératrice Eugénie voulut une fois jouer la comédie à l'auguste exemple de Marie-Antoinette. M. Octave Feuillet écrivit un proverbe spécialement pour elle : *Le Portrait de la Marquise.* « Je ne recommencerai jamais, dit l'impératrice, après la représentation : on se sent trop peu soi en pareil cas. »

C'est à la fois très fin et très modeste. Mais tous les comédiens du monde n'ont pas cet esprit. Augustine Brohan, malgré tout l'ascendant que lui donne son incomparable talent, décline le plus qu'elle peut les demandes de conseils dont elle est assaillie par les comédiens de salon :

— Ils sont tout à fait charmants, dit-elle ; seulement chez eux c'est le lièvre qui apprend au chef la façon de le mettre en civet ; à quoi bon alors la *cuisinière bourgeoise ?*

Si du côté de la diction nos acteurs de salon ont beaucoup à apprendre de la part des artistes de profession, en revanche ceux-ci pour la tenue et le costume recevraient d'utiles leçons de leurs confrères mondains. Que de lacunes sous ces deux rapports dans les pièces les mieux montées du Gymnase ou du Vaudeville. Ici c'est un gentilhomme qui fait visite, le jour, en habit noir et en gants de peau de couleur, et par parenthèse avez-vous remarqué la façon extraordinaire dont se gantent les acteurs ! M. Landrol — pour ne citer qu'un nom sympathique entre tous — se croirait perdu si, vêtu de noir des pieds à la tête, il n'arborait des gants marron. La plupart de ses camarades suivent son exemple. Il serait cependant bien simple et plus logique de mettre des gants gris. Et les faux-cols ? Et les cravates ? Combien à reprendre sur ces articles si importants de la toilette masculine.

L'artiste parfait doit rendre le personnage qu'il représente jusque dans la physionomie de son attitude. Chaque position sociale a son costume qui la décèle.

La redingote d'un ancien gentilhomme de la Chambre ne sera pas coupée de la même façon que celle d'un ex-chambellan de l'Empereur, quelque bien né que soit également celui-ci. Les hommes de la génération du duc de Morny ne se chaussent pas comme ceux de la génération du duc de Mouchy. Les acteurs ne se doutent pas combien l'interprétation de leur rôle gagnerait de relief s'ils en respectaient davantage la vérité extérieure.

Et nos grandes dames de théâtre, que d'hérésies dans leur façon de s'ajuster ! Elles jouent toutes les situations de la vie dans des toilettes d'avant-scène pour une première représentation aux Variétés. Elles restent mademoiselle X... ou mademoiselle Z...

quand elles devraient ne plus être que princesses ou bourgeoises.

Les femmes du monde ne commettent pas de ces fautes de tenue, et plus d'un artiste de profession pourrait profiter à leur école. C'est ainsi que la comtesse Jules de Castellane, à la répétition d'une pièce Louis XV, réforma un geste traditionnel généralement usité, celui de chasser du jabot avec le revérs de la main les traces laissées par la prise que l'on vient de prendre.

Or, dans la vie réelle, nos pères, après une prise, ne manquaient jamais d'essuyer leurs doigts sur la couture de leur culotte du côté de la poche droite. Les petits-maîtres les plus raffinés ne songeaient à leur jabot qu'une fois ce geste accompli. Molé, paraît-il, se conformait à cet usage que je m'empresse de livrer aux talons rouges de la Comédie-Française.

Nos mondaines ne se contentent pas de se faire actrices, elles se font volontiers aussi auteurs et compositeurs. Madame de Gévrie est le meilleur écrivain de comédies de salon, de même que la vicomtesse de Grandval, qui a fait applaudir à l'Opéra-Comique et aux Italiens de remarquables partitions, est le plus éminent compositeur de la société aristocratique.

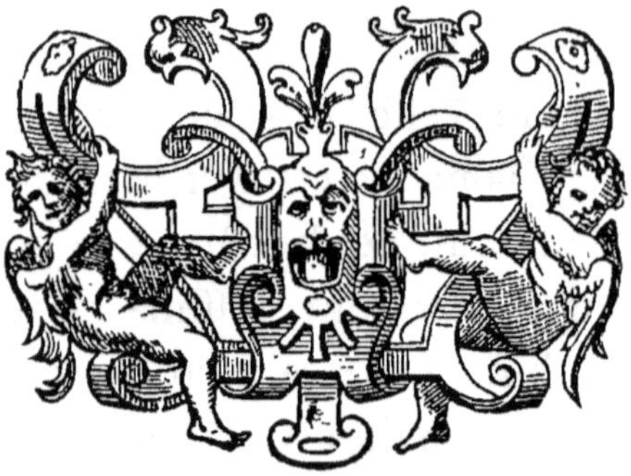

LES

ÉTRANGÈRES DE PARIS

LES ÉTRANGÈRES DE PARIS.

I

On ne devrait pas dire la société Parisienne, mais les sociétés Parisiennes, de même qu'on disait avant 1793 les révolutions de France et non pas la Révolution. Le Paris-mondain se compose, en effet, de plusieurs parties, se mêlant sur l'hémisphère commune, tout en gardant leur caractère bien tranché. Un des coins les plus particuliers de la capitale, et dont l'action s'accuse hautement sur le mouvement social, est celui des étrangers de Paris.

De toutes les parties du globe arrivent à Paris

des gens qui, ayant fait fortune, s'empressent d'en jouir à son profit.

Ils se logent dans les plus beaux hôtels des quartiers neufs, ouvrent leurs salons, allument leurs lustres et font les honneurs sociaux de la capitale aux indigènes.

Une spirituelle princesse du Nord, faisant allusion à la rapidité avec laquelle se peuplent les salons exotiques sur les bords de la Seine, a dit que « Paris était une ville d'invités. »

Le coup de langue est joli et non dénué de vérité. Il est même curieux de voir combien les Français aiment à danser partout, pourvu que ce ne soit pas chez eux, et acceptent volontiers de vivre dans leur capitale comme en voyage, dans une ville d'eaux.

Autrefois, un étranger qui aspirait à tenir maison ouverte à Paris était obligé de faire patronner son hospitalité par une individualité française de haute notoriété, qui se chargeait des invitations et contrôlait les présentations. Aujourd'hui, ce soin n'est même plus nécessaire, et la première condition, au contraire, pour recevoir la meilleure société, est peut-être de ne connaître personne et de n'arborer aucun pavillon sur sa porte. Entrée libre, voilà la devise du jour. Ah! les Français ne sont pas difficiles en matière d'amphitryons!

La place conquise par l'étranger est si considérable qu'on peut dire que c'est lui qui entretient Paris depuis plusieurs années et lui permet de mener cette existence à grandes guides qui fait encore illusion à la France et à l'Europe. Il y a de beaux jours que la grande ville a mangé son fonds et son revenu et se trouve incapable de faire honneur, par ses propres ressources, à son luxe traditionnel et à ses splendeurs légendaires.

Grâce à l'étranger et particulièrement au yankee, elle soutient son rang dans le monde. Lui parti, son prestige disparaîtrait et elle tomberait au rang de capitale déclassée, à l'instar de Venise, de Naples, de Turin, de Moscou et *tutte quante.*

Et ne dites pas que je fais du paradoxe ou médis pour le plaisir, — les preuves abondent, hélas! de ce que j'avance. A qui appartiennent les plus beaux hôtels de Paris? A des Américains. Aux Riggs, aux Slidell, aux Payne, aux Simmons, aux Simps, aux Smith, avec beaucoup d'*and sons* et *C°*. Qui mène les attelages à sensation des Champs-Elysées et du bois? Des Américains, toujours des Américains. A qui sont louées les loges en vue de l'Opéra? Aux lorgnettes d'or et de platine de Boston ou de New-York. Quelle est la femme de Paris qui a le plus de diamants? Une Américaine, madame Elisa Musard. Quel est l'amateur qui achète le plus de tableaux et d'objets d'art? Un Américain, M. Stewart. Enfin, qui fournit les dots les plus sonores aux vieux noms du faubourg Saint-Germain? La jeune Amérique, avide de se décitoyenniser.

Le séjour dans la capitale a une influence assez curieuse sur la race américaine. Tandis qu'il ne fait qu'accuser davantage le caractère anglo-saxon chez les hommes, il métamorphose les femmes en Parisiennes exagérées.

Si vous voulez vous rendre bien compte de ce type : l'Américaine de Paris, feuilletez la collection de la *Vie parisienne*. C'est elle que vous voyez là dans toutes les poses, dansant, patinant, galopant, — aimant même — croquée par le crayon de Marcelin. Ces toilettes à outrance, qui renversent toutes les notions du goût et de la véritable élégance, c'est elle qui les porte; ces chignons effrénés, sous ces chapeaux invraisemblables, c'est elle qui la première les a arborés. Quant à ces boucles d'oreilles figurant des locomotives, des steeple-chase, des steamers, des omnibus — j'en passe, et des meilleurs — où en trouver l'idée sinon dans des cervelles de Chicago ou de Washington?

L'Américaine de Paris a, comme compensation à tous ces torts pour des yeux parisiens pur sang, deux grandes qualités qui forment l'attrait suprême de sa société : une droiture extrême et une sûreté absolue dans les relations. Loin de se dénigrer entre elles comme nos Parisiennes, les Américaines se soutiennent, se défendent, s'entr'aident avec une ardeur inébranlable. Elles ont l'esprit de sexe poussé au plus haut point, et malheur au téméraire qui s'attaque à l'une d'elles, il a bientôt toute la corporation à ses trousses. C'est une vertu, cela, et les Françaises joueraient un bien autre rôle dans notre pays si elles avaient cette solidarité.

D'un entrain irrésistible, d'une gaîté qui ne connaît pas d'obstacle, libres et franches d'allure, elles ont apporté dans notre société un élément d'un réel attrait et justement apprécié.

La prédilection des étrangers pour Paris s'explique par la sympathie particulière qu'ils y trouvent. « La facilité de l'accueil fait aux étrangers sur les bords de la Seine, — a dit madame Rimsky-Korsakoff, — n'a point d'exemple dans les autres capitales. » Tout ce qui vient de loin est sûr là d'être bien reçu.

Cette exoticomanie est poussée à tel point qu'elle entraîne des indigènes à s'étrangiser et a produit chez nous depuis quelques années des types nouveaux et très ridicules dans la société féminine, dans cette société qui se pique d'élégance à outrance.

C'est surtout l'Angleterre qui est le point de mire de cette contrefaçon.

Les entrepreneurs de style anglais appartiennent en général à ces classes mixtes de la société qui ont de l'argent et des prétentions.

Ce sont, pour la plupart, des fils ou filles de notaires, d'agents de change, de marchands de bois ou de toute autre chose en gros, qui, ne voulant pas continuer le commerce de la famille, cherchent dans des carrières différentes et dans la tenue extérieure des contrastes qui déguisent leur origine.

Pour ne prendre qu'un des coins du tableau, il y a actuellement dans les salons de Paris, et j'entends les plus fastueux, toute une collection de femmes, la blonde marquise de G... en tête, qui affectent de ne parler français qu'avec l'accent anglais le plus accusé, de ne baptiser leurs enfants que de noms anglais qu'elles prononcent comme si elles les avaient mis au monde sur les bords de la Tamise au lieu des bords de la Seine, disant par exemple *Daïana* pour Diane, *Jemmy* pour Jacques, de n'avoir autour d'elles que des domestiques d'outre-Manche, à qui elles n'adressent la parole qu'en anglais, de ne lire que des livres anglais, de ne boire, de ne manger qu'à la mode anglaise, de n'aimer que ce qu'on aime à Londres, bref, de s'angliciser des pieds à la tête.

Outre le ridicule profond qui se dégage d'une telle attitude, il y a en elle quelque chose d'antipatriotique qui choque étrangement chez des filles, des épouses et des mères françaises. Jamais une vraie grande dame, une femme de pur sang français ne consentira à jouer une pseudo-Anglaise : il faut descendre de la Corbeille des agents de change ou ne devoir sa couronne de comtesse qu'aux millions gagnés en maniant des sous par ses pères pour se prêter à un tel déguisement. C'est alors un masque qu'on met à son origine.

Le plus joli, c'est que malgré ce travail de plagiat si fatigant, ces dames arrivent à ne ressembler qu'à de petites bourgeoises britanniques voulant singer les manières de Paris, et que pas plus auprès des Anglais pour de bon que de leurs compatriotes, elles ne trompent sur la qualité de leur acte de naissance.

N'a pas toujours beau mentir qui cherche loin.

II

Au milieu de notre fétichisme pour l'étranger, ses mœurs et ses œuvres, se dégage un fait intéressant et qui caractérise bien le tempérament de notre pays : c'est notre profonde infériorité sur les autres peuples en matière de langues étrangères. Tandis qu'eux connaissent la langue française dans ses tours et détours, nous ignorons, nous, celle des nations avec qui nous avons les plus constants rapports. Ainsi, pour ne prendre qu'un idiôme qui semblerait en quelque sorte de nécessité dans les bouches françaises, on ne sait pas l'anglais chez nous. Les bonnes anglaises et les cours professés en vingt leçons à tous les coins de rues de Paris, donnent bien aux Français une teinture de cette langue suffisante pour suivre les courses ou rédiger des factures — selon les degrés de l'échelle sociale où ils sont placés, — mais ils ne la possèdent pas à fond, en ignorent le génie, et ne sont encore capables de s'intéresser à Shakespeare qu'à travers la musique de Gounod et d'Ambroise Thomas.

Il n'en est pas de même en Angleterre par rapport à notre langue, et de là le succès des acteurs français qui s'y produisent journellement. Notre langue, en effet, est infiniment plus répandue et surtout mieux sue au-delà de la Manche, que la langue anglaise chez nous. Non-seulement notre répertoire dramatique y est compris dans ses mots, mais il l'est encore dans son sentiment, dans son génie.

Il n'est pas un Français, ayant résidé quelque temps chez nos voisins, qui n'ait pu constater ce fait et ne se soit trouvé spectateur, dans le monde anglais, d'une scène bien caractéristique à ce sujet.

Que de fois, le soir dans un salon, n'aura-t-il pas vu la maîtresse de la maison, se faisant l'interprète de ses hôtes, le prier de dire, entre une romance et un morceau de piano, une scène de Molière ou de Racine, une fable de La Fontaine ou quelque passage d'un de nos auteurs classiques ? S'il a accédé à cette demande — et son patriotisme ne lui permettait guère de faire autrement — il n'aura pas manqué de constater combien toutes les nuances du morceau qu'il récitait étaient saisies par son auditoire, et combien il ne laissait rien passer inaperçu de ce qu'il disait.

Allez donc demander à un salon de Paris, fût-ce le plus lettré, la réciproque de cette scène par rapport à la littérature de la Grande-Bretagne, et prier un Anglais d'y réciter un fragment de Shakespeare ou de Sheridan, un passage de Milton ou de Moore ?... Vous verrez l'effet dans l'auditoire. Sous la monarchie de Juillet, lord Granville, qui représentait la reine Victoria auprès de Louis-Philippe, imagina de faire jouer à l'ambassade une pièce en anglais : *le Brick naufragé.* Cet hiver, on rappelait ce souvenir mondain devant lord Lyons et on lui demandait pourquoi il ne donnerait point à son tour une seconde édition de cette soirée.

— Pour la même raison, répondit-il, que lord Granville ne recommença pas la sienne : parce que je suis accrédité à Paris pour y apprendre le français et non pour y donner des leçons de ma langue aux Parisiens.

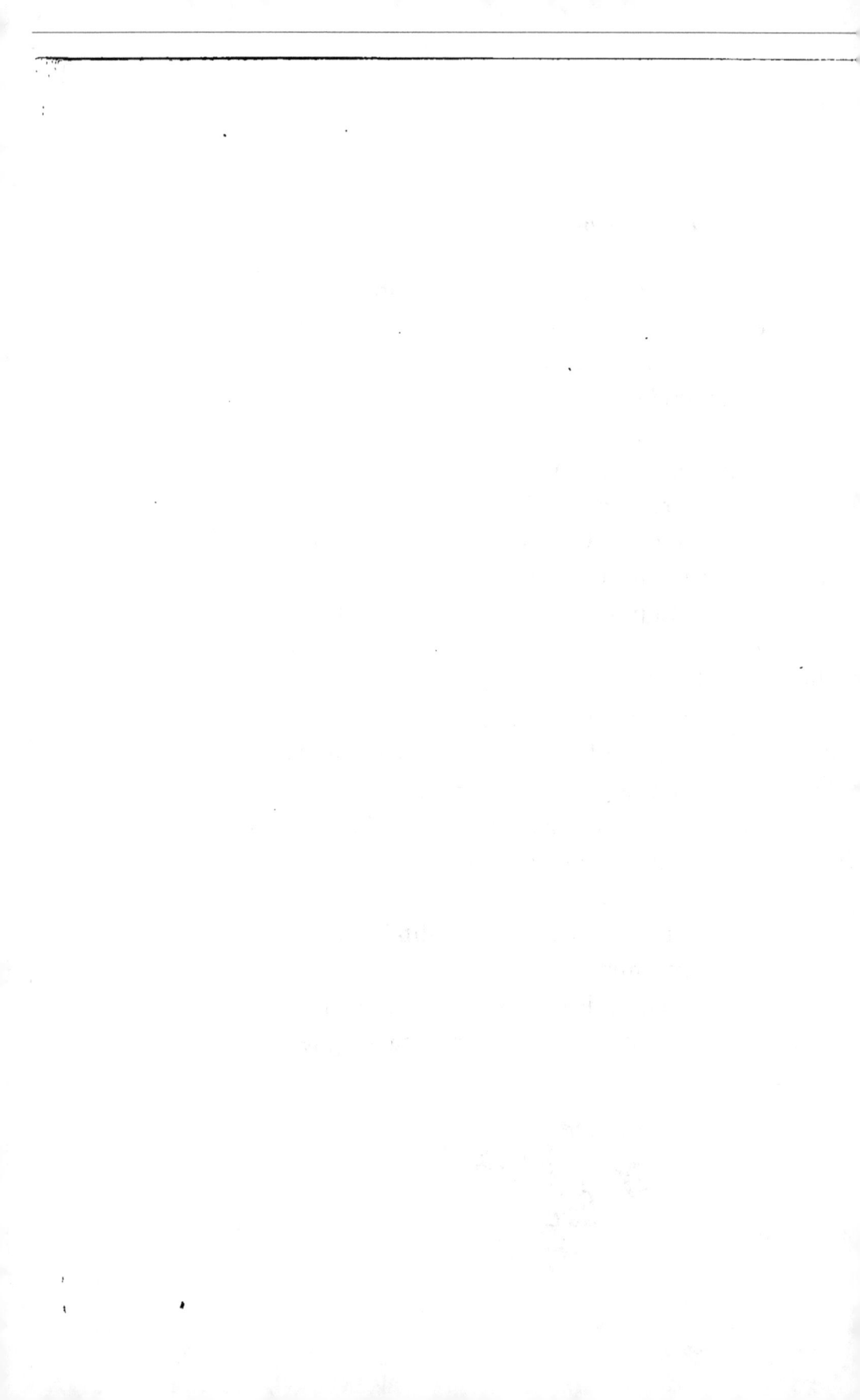

UN

SALON A PERPÉTUITÉ

UN SALON A PERPÉTUITÉ

Le beau monde ne se contente pas d'avoir ses salons de son vivant, il a aussi son salon posthume : *Picpus*.

Picpus est, pour le peindre d'un trait, le faubourg Saint-Germain des cimetières :

« On a au moins la consolation d'y pourrir entre gens de son monde, disait de lui, un jour, la vicomtesse de Noailles. »

Le fait est que la seule noblesse a là sa place épitaphée, et que les pierres tumulaires y semblent les feuillets d'un armorial.

Ce salon à perpétuité de l'aristocratie française forme un enclos perdu au fond du jardin des Dames de la Congrégation des Sacrés-Cœurs de Jésus et Marie, connues vulgairement sous le nom de Dames-Blanches. Leur couvent est situé près de la barrière du Trône, à mi-hauteur de la rue de Picpus.

Il a été fondé au commencement du siècle, par mademoiselle Henriette Aymer de la Chevalerie, chanoinesse de Malte, appartenant à l'une des plus anciennes familles du Poitou, avec le concours du P. Coudrin, l'instituteur des Frères de Picpus, et sous le patronage de Mgr de Rohan-Chabot, évêque de Mende.

Les trois tombes des illustres fondateurs de l'Ordre, réunies dans une même grille, sont placées à l'entrée du lieu du repos comme pour en faire les honneurs.

Ce fut la mort d'une noble victime de la guillotine révolutionnaire, le prince de Salm-Kyrburg, qui décida de la création du cimetière. Ses restes ayant été inhumés au sortir de l'échafaud dans l'enclos de Picpus, sa mère, madame de Bordeaux, acheta le terrain où ils avaient été placés et le fit entourer d'une grille et de murs.

Au-devant du champ funèbre du prince de Salm-Kyrburg et de sa famille maternelle vinrent bientôt se ranger les tombes des plus beaux noms de la noblesse de France, constituant ainsi, à Picpus, une sorte de Saint-Denis de l'aristocratie.

Voici la tombe de La Fayette sur laquelle veille la piété des Noailles et des Lasteyrie ; à ses côtés les sépulcres des Rosambeau, des Serent, des Rémusat, des ducs de Lavauguyon, du prince et de la princesse de Carignan, née de Quélen, des Talleyrand-Périgord, des Polignac, des Nadaillac, des Lévis-Mirepoix, des Nicolay, des Gouy-d'Arcy, des Prevost-d'Aulnay, des Damas-Crux, des Narbonne-Pelet, des Cadaval, des Crillon, des Balleroy ; j'en passe, et des plus illustres. Semées parmi ces pierres tumulaires, s'élèvent les chapelles des Montmorency, des Forbin-Janson, de la marquise de Querrieu, née Rohan-Rochefort, des Kergorlay, enfin des La Rochefoucauld-Bisaccia.

Cette dernière a été construite pour recevoir les restes de la femme en premières noces du duc de Bisaccia, et qui appartenait à la maison de Polignac. De cette union, brisée prématurément, naquit une fille, veuve aujourd'hui du jeune duc de Luynes, tué à Patay.

Comme dans nombre d'autres couvents de France, on trouve à Picpus les marques de la générosité et de la piété des Luynes. C'est en effet le bisaïeul du regretté combattant de Patay et de son frère, le duc de Chaulnes, qui a enrichi le sanctuaire des Dames-Blanches, en 1806, de la statue miraculeuse de

Notre-Dame de Paix, sainte et célèbre image appartenant naguère aux ducs de Joyeuse.

Pendant la Commune, le Saint-Denis de la noblesse française a eu bien des vicissitudes à supporter.

Dénoncées par Rochefort aux fureurs populaires dans un article sur *les Mystères du couvent de Picpus*, où il accusait faussement — ai-je besoin de le dire ? — les religieuses de séquestration et de sévices abominables sur deux de leurs compagnes, ces pieuses filles furent arrêtées le 5 mai et incarcérées à Saint-Lazare. Elles étaient toutes en blanc. On ne leur permit ni d'aller changer de costume, ni de prendre aucun paquet. Parmi elles, il y en avait deux âgées de plus de quatre-vingts ans. Elles ne furent pas plus épargnées que les autres et eurent à subir toutes les insultes et tous les mauvais traitements du membre de la Commune, Clavier, et de sa bande. Une fois à Saint-Lazare, Rochefort eut l'étrange idée d'aller visiter ses victimes.

— Je viens, mesdames, leur dit-il, vous apprendre à secouer ce joug abrutissant de l'obéissance qui vous dégrade.

— Monsieur, lui fut-il répondu, nous raconte le P. Perdereau, ce que vous appelez un joug abrutissant est à nos yeux une couronne de gloire.

— Bien ! bien ! Je ne viens pas ici pour philosopher avec vous. D'ailleurs, tous les cultes sont libres, je ne veux pas violenter vos consciences.

Enfin, le 24 mai, l'arrivée du corps d'armée du général Clinchant vint finir leur captivité et leur martyre. Elles purent regagner leur couvent, grâce aux soins et au dévouement d'un brave officier d'ordonnance, le baron de Vivier.

Aussi, je ne vous cacherai pas que l'armée n'a pas d'admiratrices plus ferventes que les dames de Picpus.

« Chaque jour nous faisons une prière spéciale pour elle, me disait une religieuse : c'est notre moyen d'acquitter notre dette envers elle. »

Sainte fille ! elle n'ajoutait pas que ses compagnes et elle prient aussi pour l'âme de leurs bourreaux, et qu'elles ont adopté plusieurs orphelines de ceux-là mêmes qui leur ont fait boire le calice d'amertume jusqu'à la lie.

Le faubourg Saint-Germain a bien choisi son champ de repos : avec ces femmes en longues robes blanches, flottantes comme des ailes angéliques, pour gardiennes, il a l'air d'un paradis — par anticipation.

UNE GRANDE MORT

UNE GRANDE MORT.

APRÈS vous avoir montré la grande existence, je voudrais vous conter une grande mort : celle de la princesse Micheline T......ska.

Il y a dans ces grandes fins, des sérénités augustes qui tranchent fructueusement sur les misères et les petitesses du temps : l'âme y prend des consolations et l'esprit s'y baigne de lumière. Il est bon de détourner sa vue, de temps à autre, du terre-à-terre quotidien pour la reporter sur les horizons infinis.

La princesse habitait un vieux et admirable

château de la Galicie, sa propriété patrimoniale, où elle était née et avait passé son enfance. Elle y vivait entourée de son fils, marié à la sœur du comte de N...., et de ses petits-enfants, une fillette de sept ans et un baby, frais et rose, de dix-huit mois appelé Michel, du patron de sa grand'mère.

Un des derniers soirs de l'automne, par un de ces couchers de soleil qui, dans le Nord, prennent un éclat si pur, la princesse Micheline et sa belle-fille étaient assises au bord de la pelouse qui s'étend devant le château, regardant les deux enfants jouer sur l'herbe. Couché sur le dos, le petit Michel riait aux éclats, essayant de se lever et retombant aussitôt. De ses mains potelées il arrachait l'herbe autour de lui, bégayant des mots incompréhensibles, premiers efforts d'une langue qui veut rompre ses liens, premiers essais d'une intelligence qui s'éveille. Auprès de lui se tenait sa sœur, accroupie sur le gazon, s'associant aux jeux de l'enfant qui pour elle n'était guère qu'une poupée plus perfectionnée encore que celle, si fameuse, rapportée de Paris par son père. La petite fille comprenait cependant que le joujou qui s'ébattait sur l'herbe était plus précieux que l'autre, plus fragile aussi, et tout en lutinant Michel, tout en le bousculant un peu, elle l'entourait de soins, prenait garde qu'il ne se fît mal, et, se rappelant consciencieusement la mission que lui avait donnée sa mère de veiller sur le *baby*, affectait cette gravité à la fois comique et touchante que connaissent tous ceux qui aiment les enfants et savent les observer.

Les deux femmes contemplaient ce tableau en silence, bénissant Dieu au fond de leur cœur de tout le bonheur qu'il leur faisait.

Une sonnerie de cloche répercutée par l'écho vint les tirer de leur contemplation et faire changer le décor de cette scène dont l'exposition n'est pas indifférente — on le verra tout à l'heure — au but que poursuit ce récit. C'était le dîner qu'on annonçait. Le petit Michel, fatigué de rire, fut emporté à moitié endormi.

La princesse Micheline, sa bru la princesse Nathalie et sa petite-fille passèrent dans la salle à manger du château où elles furent rejointes par le secrétaire du prince — celui-ci était pour le moment absent, en déplacement à Vienne.

Le repas était à peine achevé, quand la porte de la salle s'ouvrit, livrant passage à la gouvernante du petit Michel, le visage effaré. En la voyant, la princesse Nathalie pâlit et, son instinct de mère lui faisant pressentir la vérité, elle ne laissa pas à cette fille le temps de parler. Jetant la serviette brusquement sur la table, elle se précipita vers l'appartement de son fils. La princesse douairière l'y vint aussitôt retrouver.

Le baby était dans son berceau comme accroupi

sur le côté; ses petites mains crispées tiraient la couverture; et, sous le drap, l'on voyait ses jambes et son corps tressaillir de mouvements convulsifs.

Tout son être décelait les souffrances auxquelles il était en proie; mais ce qui était le plus effrayant à voir, c'était son visage. Les joues étaient pourpres, maculées de taches de vin, les yeux injectés de sang semblaient prêts à sortir de leur orbite congestionnée : de son front roulaient de grosses gouttes de sueur et sa respiration s'échappait de sa gorge gonflée en sifflements saccadés semblables à un râle d'agonie.

La princesse Nathalie, éperdue, soutenait la tête de son enfant, essuyait la sueur de son front, l'embrassait... Que pouvait-elle faire de plus?... La pauvre femme sentait son impuissance, et de grosses larmes silencieuses, tombant une à une de ses yeux, mouchetaient la soie du couvre-pied.

L'enfant était atteint du croup, et le mal montait rapidement, et ses progrès étaient effrayants.

Le secrétaire était accouru autour du berceau, avec la plupart des serviteurs du château. Il n'était pas médecin, mais il savait que le premier remède à employer en pareil cas était un vomitif. Il le dit.

— Nous avons essayé de lui faire prendre de l'émétique, répondit la princesse, c'est impossible! il ne peut avaler... Il est perdu, mon Dieu! et nous sommes seules ici... sans mon mari, sans un médecin !

Le secrétaire s'offrit de monter à cheval et d'aller en chercher un, non pas à la ville trop éloignée devant le mal qui pressait, mais dans un château voisin où il avait appris qu'un docteur français se trouvait en passage.

Un médecin de Paris !... Ce mot mit une lueur d'espoir au cœur de la malheureuse mère.

Elle s'empressa d'accepter l'offre qui lui était faite.

*
* *

Cependant la crise s'accentuait à vue d'œil vers un dénouement fatal.

Les deux femmes, désespérées, l'œil fixé sur l'enfant, se tenaient auprès du berceau sans oser échanger une parole. De temps à autre, la princesse Nathalie saisissait son fils dans ses bras comme pour l'arracher à la mort, le dévorait de baisers éperdus, puis, le malheureux enfant se tordant contre sa poitrine, elle le reposait sur sa couche et s'y penchait affolée, ne perdant ni un soupir, ni un tressaillement du pauvre petit être.

Le secrétaire avait demandé une heure. Il était

parti depuis trois quarts d'heure à peine, lorsque le pas précipité de deux chevaux retentit dans l'avenue et s'arrêta au perron...

C'était lui qui revenait avec le docteur.

Celui-ci, sans dire un mot, même sans saluer personne, en homme qui connaît le prix d'une minute, se dirigea vers le berceau, et d'un geste rapide il découvrit l'enfant. Il écouta le jeu de l'air dans les poumons du petit malade, et son regard s'assombrit. Avec une douce violence il lui ouvrit la mâchoire et, faisant signe qu'on l'éclairât, il examina l'état de la gorge. Puis il prit sa trousse et en tira plusieurs instruments, dont l'acier tranchant glaça, par son aspect, le cœur des deux femmes penchées sur le berceau.

Enfin le docteur parla :

— Du linge, dit-il.

— Que voulez-vous faire? lui demanda la princesse Nathalie.

— Pratiquer l'incision trachéique; il est trop tard pour tenter la cautérisation. Et s'adressant au secrétaire :

— Tenez l'enfant, ordonna-t-il.

— Non. Je le tiendrai moi-même, fit vivement la princesse Nathalie, en prenant son fils dans le berceau.

— Vous?...

— Oui, moi.

Le docteur regarda la jeune mère.

— C'est bien, dit-il.

— Vous le sauverez, n'est-ce pas, docteur ? interrogea la pauvre femme toute pâle.

— Peut-être.

Et il fit rapidement les préparatifs de l'opération si délicate qu'il allait tenter.

La princesse douairière, à laquelle personne ne faisait attention en cet instant, s'agenouilla alors dans un coin obscur de la chambre, et, simplement, comme elle faisait toutes choses, elle adressa au souverain maître cette brève et sublime prière :

« Mon Dieu ! j'ai fait mon temps sur la terre, appelez-moi vers vous et, heureuse, je m'endormirai dans la félicité éternelle; mais laissez vivre cet enfant, dont l'existence est la vie de sa mère. Laissez-le vivre pour vous aimer et pour vous servir pendant de longues années. »

Elle se releva et, plus calme, s'approcha de son petît-fils au moment où le docteur allait lui enfoncer, dans la gorge, l'instrument qu'il tenait à la main.

Tout à coup, l'enfant fit un brusque soubresaut et poussa un cri rauque et inarticulé. Un liquide jaunâtre monta à ses lèvres. Instinctivement sa mère le tourna sur le côté et la serviette se couvrit de maculatures. Puis le petit être aspirant l'air à pleins poumons, se mit à pousser des cris clairs, et perçants, entrecoupés de hoquets dont les résultats attestèrent sa complète guérison.

Le docteur stupéfait examinait en silence la serviette, et quand l'enfant fut un peu calmé, il inspecta l'état de sa gorge.

— Je puis vous l'avouer maintenant, dit-il, je n'avais que bien peu d'espoir dans le succès de l'opération. Ce qui vient de se passer est presque unique dans les annales médicales; et vraiment, en faveur de cet enfant, Dieu a fait un miracle.

La princesse douairière, tournée contre la fenêtre, leva alors les yeux vers le ciel, constellé d'étoiles, et souriant doucement, on l'entendit murmurer :

— Soyez béni, mon Dieu!...

*
* *

Quelques semaines écoulées, son petit-fils, tout à fait rétabli, la princesse Micheline fut prise d'une maladie de langueur que les médecins baptisèrent de tous les noms sans pouvoir en conjurer les effets. Les forces de la princesse déclinaient de jour en jour.

— C'est une dette que je paie au ciel, disait la noble malade avec un pâle sourire.

En Pologne, c'est une croyance que, lorsque Dieu a accepté l'échange d'une vie pour une autre, douze mois ne s'écoulent pas avant qu'il ne la réclame.

L'aïeule sentait que le terme approchait où elle allait acquitter envers le souverain maître la rançon de vie de son petit Michel.

Par une des premières après-midi du printemps, déjà ensoleillée et radieuse, elle se fit rouler au dehors le long de la pelouse, dans le grand fauteuil où son état de faiblesse la clouait déjà depuis longtemps.

— Je veux saluer encore une fois, disait-elle, le soleil qui, comme moi, s'en va mourir aujourd'hui pour renaître aussi, comme moi, demain.

Quand elle fut arrivée à un pavillon de repos, tout entouré d'arbustes qu'elle avait vu jadis planter, elle commanda d'ouvrir à deux battants portes et grilles, et de laisser tout le monde circuler librement.

Tout le village, hommes et femmes, vieillards et enfants, désertant leurs travaux, abandonnant leurs jeux, émus, recueillis, vinrent entourer le fauteuil de la mourante, auprès de laquelle se tenaient, refoulant leurs larmes, son fils et sa belle-fille. A la vue de tant de sympathies, digne récompense de tant de bienfaits, le visage de la princesse Micheline s'illumina d'un reflet céleste.

— Mes amis, dit-elle d'une voix vibrante, nous allons nous quitter en ce monde. Dieu le veut et nul n'a le droit de discuter sa volonté. Je vous dis donc à revoir, et merci à vous tous qui avez été ma consolation ici-bas...

L'effort qu'elle avait fait pour donner de l'étendue à sa voix, joint à l'émotion inséparable d'un pareil moment, ne lui permit pas de continuer.

Après une pause, elle commanda aux gens de service d'apporter deux grands coffres où elle avait l'habitude d'enfermer des objets de piété de toute sorte, destinés à des dons, et fit prier les assistants, sans distinction de rang ni d'âge, de vouloir bien défiler devant elle.

Alors commença la plus touchante cérémonie qu'on puisse imaginer.

Les enfants se présentèrent d'abord; elle les avait tous vus naître, et les considérait, à la façon seigneuriale d'autrefois, comme de sa famille.

Elle embrassa le plus jeune d'entre eux :

— Que ce baiser retombe sur vous tous, mes chers aimés, dit-elle.

Puis elle leur remit à chacun une médaille, portant comme exergue ces mots de l'Évangile : Aimez-vous les uns les autres.

Après les enfants vinrent les jeunes filles et les femmes; aux unes elle donna un étui, contenant tout ce qu'il faut pour coudre, et un chapelet, emblème du travail et de la prière, ces ennemis des mauvaises pensées ; aux autres une statuette de la Vierge, portant l'enfant Jésus dans les bras, image des devoirs et des sacrifices qu'entraîne la maternité.

Ensuite défilèrent les hommes ; à ceux-là elle remit un crucifix d'ébène, symbole de la lourde tâche qui est leur part ici-bas.

Pour tous, elle accompagnait ses souvenirs de quelques mots appropriés au caractère ou à la position de celui à qui elle donnait.

Ce long et dernier adieu avait épuisé le peu de force qui restait à la vénérable princesse. On voulait la faire rentrer dans ses appartements. Elle s'y opposa et fit demander à l'assistance de réciter pour elle, à haute voix, l'oraison dominicale.

Sur un signe de sa main, tout le monde tomba à genoux, et jamais la divine prière ne dut monter au ciel avec plus d'élan et de ferveur qu'en cette suprême occasion.

La prière achevée, sentant la mort qui l'envahissait, la princesse, une main dans chacune de celle de ses enfants, murmura le nom de Michel.

Comme on approchait l'enfant de ses lèvres, sa tête se pencha sur la poitrine et, sans effort, sans souffrance, elle rendit son âme à Dieu.

Tous faisaient silence, admirant, priant et pleurant.

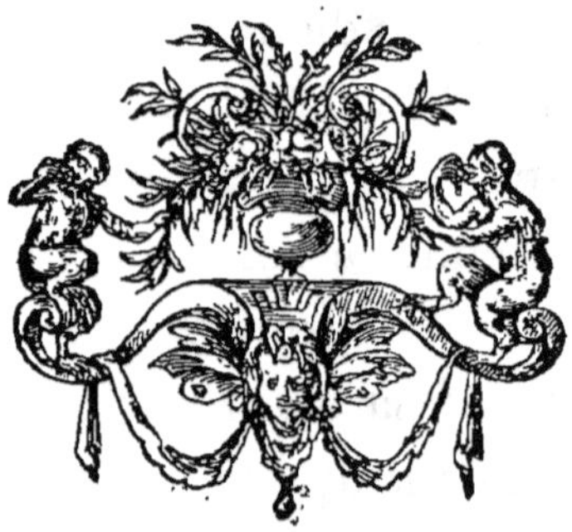

MONDAINITES

MONDAINITÉS

Vous rappelez-vous les belles phrases qu'on faisait dans la presse et le public — son écho — sur la transformation morale que devaient opérer la guerre et la chute de l'Empire parmi la jeunesse française? Purifiée au feu de l'ennemi, de la corruption dont l'avait imprégnée le régime impérial — ce pelé, ce galeux d'où venait tout le mal — la jeunesse, l'égide de la République, allait prendre une force nouvelle. Ces régénérations spontanées, chacun sait ça, sont d'essence républicaine et on nous en garantissait une bon teint.

S'il en est quelques-uns qui gardent encore aujourd'hui des illusions sur ces promesses sonores, je les engage à se rendre au cirque des Champs-Elysées un samedi soir. Le samedi est de temps immémorial, au Cirque, le soir à la mode, dans le monde des demoiselles à ceinture dorée et des messieurs qui les dorent. Sous l'Empire, on était sûr de les retrouver toutes là au grand complet, depuis les matriarches jusqu'aux néophytes, tous cotillons dehors et ramageant à qui mieux mieux. A côté des plumeuses on voyait les plumés, grands pontifes vieillis sous le harnais, ou enfants de chœur aux gilets engageants, les uns et les autres également fiers d'être dela fête. Que voulez-vous? on place sa vanité où l'on peut.

J'ai eu la curiosité de voir ce que le régime républicain avait fait de la représentation du samedi au Cirque : c'est absolument la même chose que sous Napoléon III, avec cet amendement que c'est pire encore.

La foule des spectateurs est beaucoup plus grande, mais leur qualité est bien inférieure. La galanterie qui était alors de grand ton et de belle mine, sent aujourd'hui le chrysocale et le trottoir. Le vice s'est démocratisé comme le pays, et cela ne lui réussit pas plus qu'à ce dernier.

Sous l'Empire, la jeunesse du *high-life* était conduite par un groupe de jeunes gentilshommes qui étaient au Paris viveur ce que les cocodettes étaient au Paris mondain. C'était le groupe du *Cotillon* — — ainsi nommé d'un de ses plus mémorables exploits : une pièce sifflée jusqu'à ce qu'elle tombât, au Vaudeville, sous prétexte qu'on y faisait jouer à mademoiselle Pierson un rôle indigne de son talent naissant.

Si nos cotillonneurs menaient l'existence à grandes guides, au moins ils les payaient royalement. Ils aimaient le vin, le jeu, les belles, en grands seigneurs qui savent dépenser leurs jours comme leur fortune, sans compter, et gardent bon air alors même qu'ils s'encanaillent.

Aujourd'hui, ils ont pour successeurs des petits jeunes gens qui ont la prétention de la vie à outrance, mais s'en tiennent là, et remplacent la désinvolture de leurs anciens par de la grossièreté. Ils sont la queue de milord l'Arsouille, comme MM. Rochefort et Vermersch sont la queue de Voltaire, et se croient très-spirituels parce qu'ils jouent les gavroches en habits noirs et en cols cassés. Profondément pourris, d'ailleurs, ils ont ce vice vieux et émoussé qui enfante les *Cent vierges* et la *Timbale d'argent*.

Et qu'on ne dise pas que je prends mes types en dehors du régime à l'ordre du jour, car je vous les montrerai tous très décorés à l'effigie de la République, ce qui prouve qu'ils sont les produits modèles de cette régénération spontanée qu'on nous promettait en son nom.

Eh bien! n'en déplaise à M. d'Audiffret-Pasquier et aux autres contempteurs du régime de 1852, je préférais les corrompus de l'Empire aux régénérés d'aujourd'hui. Allez un samedi au Cirque et vous m'en direz votre avis. En outre de la salle, je recommande l'arène à vos réflexions philosophiques. Vous remarquerez que tout passe, tout casse, tout lasse en France; seuls, les cerceaux du Cirque restent les mêmes. Ce n'est pas M. Franconi qui songerait jamais à révolutionner son programme. Oh! non. Il connaît trop bien l'histoire des moutons de Panurge pour cela : où les pères ont sauté, les fils sauteront; que lui faut-il de plus? Voilà un vrai sage, ou je ne m'y connais pas, et le pays devrait bien prendre exemple sur lui. La source la plus sûre de la prospérité est la stabilité.

« Savez-vous quelle est la force de ma vie? me disait un jour Henri Delaage; c'est que depuis dix-huit ans j'habite la même chambre. »

Creusez le mot, il est d'une philosophie bien profonde et bien juste.

***

Un fait frappant, c'est la quantité de gandins gras qui circulent par le monde.

La jeune France se fait obèse et le *high life* nous présente toute une collection d'adolescents exhibant, avec un visage qui n'a pas encore affronté le conseil de révision, un torse de Silène ou de Sancho Pança. Rien de laid comme cette jeunesse crevant de graisse et de chair. Vous figurez-vous Chérubin avec du ventre et don Juan pesant cent cinquante kilos !

Si c'est là le résultat de l'éducation au beefsteak, préconisée par le système moderne, je ne lui en fais pas mon compliment; et, en voyant leurs aînés arrivés à cet état de difformité, je suis sûr que les cadets redemanderont d'eux-mêmes les haricots de leurs pères.

Les élèves de nos colléges ne doivent pas lutter d'engraissage avec ceux de M. de Falloux, et la Sorbonne, que diable! n'est pas le comice agricole!....

Avec ces jeunes gras, que vont devenir les traditions d'élégance et de désinvolture de la société française? Paris continuant à donner le ton, la mode va-t-elle adopter l'obésité et en faire une condition de succès dans le monde? Juliette aura-t-elle pour Roméos ces mastodontes imberbes qui ont l'air de tonneaux habillés par Pool ou Alfred ? J'ai trop bonne opinion des Françaises pour le croire. Leurs mères ont pu aimer les fortes moustaches de l'Empire, le mollet de M. de Fontanes a pu décider de sa fortune, la taille élancée de M. de Lamartine a pu lui conquérir le cœur d'Elvire, mais jamais, au grand jamais, l'histoire amoureuse des Gaules n'a enregistré le succès d'une panse à la Falstaff.

Le chapitre qui concerne notre temps ne démentira pas, j'espère, les livres précédents.

Les familles où l'on élève les enfants à la façon des volatiles destinés à faire des pâtés ne devront pas négliger ce point de vue de la dix-huitième année pour leur progéniture. A combien de malédictions ne s'exposent-elles pas de la part de ces êtres engraissés malgré eux et obligés de jouer les Werther ou les Rosine avec le facies du gourmet de Corcelet ou les charmes développés des Villes de la place Louis XV. Vous imaginez-vous le supplice de cette jeunesse traînant toute la sentimentalité, tout le romanesque que comporte son âge, sous cette enveloppe rubiconde et pansue?

Que d'amertumes secrètes! que de rages sourdes!... Se sentir capable d'un rôle et ne pouvoir le jouer, faute d'avoir le costume du personnage. Chanter du cœur la romance de Fortunio et ne pouvoir exprimer des lèvres que le *flon-flon* de Gros-René, quel supplice!...

Pensez à tout cela, jeunes gens qu'on gave à la table paternelle — selon les règles de la médicomanie moderne, — de viande saignante et de pommes de terre. En prévision de vos vingt ans, ne retendez pas votre assiette au plat et méfiez-vous de l'élevage en famille.

*
* *

On ne peut mettre le pied maintenant dans un salon sans marcher sur une sonate ou une romance. Jamais la mélomanie n'a été poussée aussi loin ; c'est sur du papier à musique que devraient être écrites les invitations, et en clé de *sol* ou de *fa*, selon que dans la maison on tient pour les ténors ou pour les basses. De cette façon, ce serait complet et on saurait tout de suite à quoi s'en tenir.

La musique n'a rien qui me fasse peur, pourvu qu'elle m'arrive en son temps et à sa place; mais embusquée, le soir, entre une glace et un verre de punch, je la trouve extrêmement redoutable et je voudrais bien que les maîtresses de maison ne se croient plus obligées de joindre un petit air de *mirliti* à tout plateau qu'elles mettent en circulation.

Cet envahissement de la musique dans les salons, en effet, détruit ce qui est l'essence même de la vie mondaine : la causerie, le commerce charmant que fait naître le hasard d'une rencontre dans la même atmosphère. De ce qu'il plaît à un monsieur qui ressemble plus ou moins à Brasseur ou à Faure d'ouvrir la bouche pour débiter une chansonnette ou beugler un air d'opéra, voici toute une réunion condamnée au silence. Adieu les doux propos, les mots piquants, les fusées d'esprit; il faut se taire. La parole appartient à *la Fille de madame Angot* ou à *Mathilde, idole de mon âme....*

Bien plus, par égard pour ces deux nobles personnes, on parque devant elles la plus belle moitié de l'assemblée, puis on relègue entre eux les hommes derrière, — ce qui est bien amusant pour celles-ci et pour ceux-là. Ainsi divisées, filles d'un côté, garçons de l'autre, l'assemblée cesse d'être un salon pour devenir une chapelle des catéchismes.

Le propre d'un salon, c'est justement ce mélange libre des deux sexes, cette faculté de circuler à travers telles ou telles jupes, selon la fantaisie du moment, que vous proscrivez. Si vous empêchez les hommes de le leur dire, qu'importe aux femmes d'être jolies ? Et si vous vouez les hommes à leur seule conversation, comment voulez-vous qu'ils ne préfèrent pas leur cercle et sa libre allure à votre salon avec sa faction ?

La vie de salon dans nos appartements étroits, avec notre domesticité étriquée, est déjà bien terne à Paris. Si vous y remplacez l'esprit de conversation par la musique, que lui restera-t-il ?

Pour moi, j'estime qu'il faut réagir sérieusement contre cette orgie de fausses notes et que toute maîtresse de maison qui mettrait sur ses cartes d'invitation : « On ne fera pas de musique », serait déjà assurée par ce seul ***nota bene*** du succès de sa soirée.

⁂

Autre abus : la tolérance excessive dont jouissent les fumeurs dans la plupart des salons de Paris.

Une maîtresse de maison qui accepte, — comme presque toutes ses pareilles le font, — qu'après dîner les hommes désertent en masse son salon pour aller se livrer aux douceurs d'une fumerie entre mâles, avec toutes les conséquences de conversation que comporte une telle compagnie, fait trop bon marché du respect qui est dû à la fois à elle-même et aux femmes qu'elle reçoit.

N'est-il pas inouï de voir la conversation interrompue tout d'un coup pour cause de cigare, puis ces messieurs, une fois leur manie satisfaite, daigner revenir empoisonner ces dames de l'odeur de leurs *londrès* ou de leurs cigarettes de la *Ferme*, et celles-ci subir, souriantes, l'humiliation d'avoir été abandonnées en faveur de la régie ?

Les Français avaient surtout pour eux la politesse des manières et les grâces de la conversation : s'ils tombent dans les grossièretés de mœurs des races saxonnes, que leur restera-t-il, eux qui n'ont point comme compensation les autres grandes qualités positives qui distinguent ces peuples ? L'*odor di femina* vaut mieux que celle du cigare, et il y a tout profit pour les Français à ne pas la sacrifier à l'autre.

L'invasion du monde parisien par la société étrangère, sous l'Empire, rendit la cour des Tuileries beaucoup trop facile à l'importation, dans notre pays de belles façons et de savoir-vivre, des coutumes de sans-gêne et de barbarie des autres nations. On s'extasia sur la mode toute hongroise de la princesse de Metternich, de fumer et de laisser fumer en sa présence, en vraie fille des Sandor, des cigares gros comme le bras, et l'on trouva du meilleur goût les cigarettes russes de l'élégante madame Rimsky-Korsakoff. Bien plus, les *tipplings* à l'américaine trouvèrent des partisans, et je pourrais citer telle comtesse — *sportwoman* émérite — qui, sous prétexte d'américanisme, couche, vingt nuits sur trente, étendue sur le tapis de son boudoir, terrassée par les flacons de gin et de brandy avec lesquels elle s'enferme pour *toget tipsy* à la mode de Boston.

L'impératrice, dans les dernières années du régime impérial, avait profondément senti les atteintes que portait au caractère de la vieille société française la pratique de ces façons plus ou moins exotiques, et elle les condamnait sévèrement. Mais il était trop tard et le pli était pris. Aujourd'hui, après la terrible commotion qui a ébranlé la France, le moment est propice pour faire perdre au monde parisien les mauvaises habitudes qu'il avait prises et lui redonner ce goût des mœurs polies et courtoises qui sont un des attraits du génie national. Honneur donc aux maîtresses de maison qui tentent l'entreprise et pour arriver à la fin auront l'énergie d'employer les moyens, résistant à toutes les instances et, ce qui est bien pire, à toutes les railleries.

*
* *

Jamais la vanité n'a été aussi développée qu'à notre époque et ne s'est donné plus large carrière.

Voyez avec quelle fureur, par exemple, notre temps se lance dans le portrait. La photographie venant en aide instantanée à l'insuffisance du crayon lithographique, a produit une véritable rage portraicturale chez les contemporains. Quelle avalanche d'images mises au monde du matin au soir par des centaines de photographes affairés ! Quels contrastes, quel pêle-mêle, quels tohu-bohu aux étalages des papetiers, aux vitrines des passages!...

Autrefois, et je ne remonte pas plus haut que deux siècles, se faire portraicturer était quelque chose d'assez présomptueux et osé. Il fallait être quelqu'un ou quelque chose pour prétendre à fixer son image, et, à moins d'une célébrité quelconque, d'une valeur acceptée par les contemporains, cette prétention eût semblé un fort grand ridicule. Il faut lire dans les lettres de madame de Sévigné comme elle se moque de cette petite marquise de Marsiac qui avait « laissé » faire son portrait par Mignard et qui, l'œuvre faite, l'avait « laissé » encore accrocher dans son salon ! Cette madame de Marsiac, femme d'un simple président de province, n'eût été excusable de sa prétention que si elle avait été jolie, car la beauté, qui fut de tout temps une aristocratie et assurément la plus naturelle, sinon la plus sociale, devenait aussi dans l'ancienne société un véritable titre à la célébrité.

Bref, se faire peindre n'était pas souffert à tout le monde, et c'est tout au plus si on tolérait aux familles, pour les joies domestiques, les miniatures ou les émaux sur lesquels ne devaient jamais passer les regards indifférents, et qui s'allaient enfouir dans les tiroirs d'où pareilles et complaisantes images ne sortaient qu'à huis-clos ou le jour de l'inventaire des morts.

A présent, tout cela a changé et s'est démocratrisé comme bien d'autres choses. Une foultitude de gens planent en pied dans leur salon, dans des cadres de dimension héroïque. On ne peut faire un pas dans la rue sans être pris aux yeux par toutes sortes de faces désagréables, prétentieusement affichées partout aux étalages des magasins, au coin des rues.

C'est à dégoûter les illustrations pour de bon !

Mais bien plus, et c'est là ce qui vous vaut ce long paragraphe, des maîtresses de maison de la bourgeoisie, boutiquière et banquière, cousue de millions et de vanités, n'imaginent-elles pas, à présent, de se faire photographier dans leur salon avec ceux qui s'y trouvent. Si quelque illustration est là par aventure, vous comprenez l'opération : la machine à portraits est braquée et l'homme célèbre est fixé au milieu de la parenté et des familiers de la maîtresse de céans. Il leur devient un pavillon, un titre de gloire.

Les gens connus avaient déjà à redouter dans les salons bourgeois l'attentat de l'album, mais la soirée à l'objectif ne le dépasse-t-elle pas de beaucoup, et n'est-elle point le dernier mot de la vanité à domicile ?...

*
* *

Depuis l'invention de la photosculpture et de la statuaire, en cinq secondes la vogue des portraits à l'huile ou autres procédés s'est étendue au plâtrage. Nos élégantes, soucieuses de leurs charmes, nos *gentlemen* contents de leur personne, ne sèment plus seulement dans les salons leurs photographies, ils les inondent de leurs statuettes et de leurs médaillons. C'est une avalanche de plâtras à rendre jaloux les étalages des Italiens-Batignollais du pont Henri IV. Bientôt les dessus de cheminée ressembleront à la cible à bonshommes des tirs au pistolet de la foire, et, à la campagne, au lieu de casser, à la carabine de salon, des poupées de fantaisie, on démolira les figurines de ses amis. Ce sera du dernier amusant.

Le règne de la statuette devait fatalement arriver. L'amour-propre de notre génération y trouve trop son compte pour qu'il en pût être autrement.

Avec les statuettes, en effet, les rides ne paraissent pas et tous les visages restent jeunes. Ensuite, en plâtras, tous le monde est laid — chacun sait ça; les gens qui le sont naturellement — et c'est la majorité du suffrage universel — poussent donc de toutes leurs forces au succès de la plâtromanie. C'est un moyen de réaliser l'égalité qui en vaut bien un autre.

Et puis, c'est encore elle qui peut se regarder le plus longtemps sans rire. Le portrait devient ridicule dès qu'a disparu la mode qui a présidé au costume de son modèle. Il n'y a rien de plus comique qu'une collection de tableaux de famille modernes. On se demande comment ces braves gens pouvaient avoir l'aberration de leur tournure, au point de se faire peindre. Eh bien! le jour où ils se sont mis dans leurs cadres, ils en pensaient tout autant de la génération qui les avait précédés en peinture.

Ces images, qui nous semblent échappées du *Journal Amusant*, sont la représentation des types trouvés — au moment où ils ont été fixés sur la toile — au point culminant de leur beauté. Tout passe, tout casse; le peinturlurage plus que toute autre chose.

C'est ce cachet grotesque qu'imprime le temps à tout portrait, qui fait tant de tort, à présent, aux cartes photographiques. Vous n'avez qu'à feuilleter un album de photographies, en effet, pour être dégoûté à jamais de livrer votre personne aux appareils collaborateurs du soleil.

Pour ne pas être absolument ridicule en photographie, il faudrait se faire portraicturer tous les ans à chaque changement de saison, et avoir bien soin de retirer de trois en trois mois son image de la circulation.

Les plus jolies têtes, les femmes les plus incontestablement belles, n'échappent pas à la traîtrise du portrait vu à distance, et c'est pour cela que nombre de femmes, préoccupées de l'avenir de leurs traits, se font peindre en costumes historiques ou allégoriques, comme aux dix-septième et dix-huitième siècles ou plus récemment, comme madame de Fitz-James, qu'Ary Sheffer peignit en sainte Monique.

Le plâtre, lui, ne vieillit pas : mettez une tête sculptée, il y a cent ans, à côté d'une autre, faite d'hier; elles seront toutes deux également de saison.

Voilà la grande raison du succès de la plâtromanie et de l'affirmation, chaque jour plus sérieuse, du règne des petits bonshommes « pas plus haut que ça, » ainsi qu'on le chante dans *Madame l'Archiduc*.

Je voudrais bien, à propos de plastique, risquer une remarque concernant l'élément féminin et qui vient à bien des esprits chaque fois que se présente quelque agglomération mondaine. C'est — mon Dieu! comment tourner cela? — combien de plus en plus le beau sexe justifie peu, ou mal, cette épithète qu'on lui accorde en souvenir de la Fable et de ses déesses. La moitié du genre humain aux pieds de laquelle nous devons tomber, pour obéir à M. Legouvé, exhibe dans le monde des visages qui font grincer les yeux les plus vaillants. Une escouade de féminophiles s'est répandue, tout un hiver, dans les bals, cherchant ardemment la femme selon l'art, la poésie et toutes les illusions que l'idéal substitue aux vérités terrestres. Il est triste mais loyal d'avouer que les procès-verbaux et comptes rendus de ces recherches ont abouti au chiffre le plus décevant, le plus navrant ; et c'est tout au plus si, pour parler le langage pratique, le chiffre de ces beautés s'élevait à une pour cent. A quoi tient cette dégénérescence de visage féminin et quel médecin doublé d'un moraliste en indiquera le remède ? Le mal fait des progrès effrayants et devient terrible à constater. Allez à l'Opéra et jetez votre coup de lorgnette dans la salle : si vous en rapportez un joli visage, vous constaterez immédiatement avec angoisse qu'il appartient à quelque cliente de M. Dumas.

La clientèle de M. Legouvé, elle, ne vous offre que sa vertu pour tout attrait. C'est beaucoup, à coup sûr, mais enfin ce n'est point tout, et l'aspect de la rose n'en fait que mieux apprécier le parfum. Il y a dans le fait que je constate un cas grave qui appelle l'observation. Les mondaines pour de vrai sont la proie d'une épidémie physique qui ne s'arrête plus. Elles luttent encore par la toilette, par les diamants, par la tournure. Mais le nerf de la guerre, celui qui tient lieu de tout, les abandonne.

Il y a une dizaine d'années, sous l'Empire, il y avait encore autour de l'impératrice un petit escadron de jolis visages; mais le temps, qui n'épargne rien, l'a licencié, et aujourd'hui, qui se lève à l'horizon pour le remplacer?

On se plaint de la difficulté que les pères de famille éprouvent à marier leurs filles, on reproche aux jeunes gens leurs exigences en matière de dot; mais à qui la faute? à ces mêmes pères dont la progéniture nécessite le masque d'or.

C'est égal, il faut veiller et aviser. Après les dieux, si les femmes s'en vont aussi, que restera-t-il à l'humanité?...

* * *

Parmi toutes les prétentions innées au cœur de la créature humaine, celle qui lui tient de plus près, a pour objet son physique, et c'est pour qu'on n'y touche pas que l'homme, depuis le paradis terrestre, a répandu le bruit qu'il était formé à l'image de Dieu.

Il y a une dizaine d'années cependant, il se trouva jusqu'à cinq filles d'Ève, dans le plus grand monde parisien, pour se reconnaître hautement laides. C'était le temps où la princesse de M... se proclamait « le singe le mieux habillé de Paris. » Un certain soir, la princesse eut l'idée de fonder le club des laides : Les membres de ce cercle auraient eu pour mission de trouver tous les moyens possibles de combattre la laideur, artifices de toilette, jeux de physionomie, choix de l'attitude, inflexions de la voix, que sais-je encore? et de la faire ainsi disparaître du parquet des salons; puis, ce but n'étant pas encore assez philanthropique, de se réunir de temps à autre pour confectionner de petits ouvrages d'aiguille qui auraient fait le fond, chaque hiver, d'une tombola destinée à assurer l'établissement de filles laides et, surcroît de malheur, pauvres. Vous voyez que l'entreprise de la princesse était humanitaire à tous les points de vue.

Elle reçut l'adhésion d'une comtesse qui porte dignement un nom littéraire estimé, d'une spirituelle marquise qui s'appelle comme un village des environs de Paris, d'une princesse russe fameuse par ses hivernages méditerranéens, enfin d'une baronne diplomatique et d'un esprit charmant, mais boiteuse comme le feu prince de Talleyrand; et ce fut tout. Ces cinq vaillantes ne trouvèrent personne pour les suivre et le club des laides ne vécut guère que la durée de la cigarette princière qui l'avait fait naître.

Dans une tentative du même genre, les hommes

se montrèrent en Angleterre bien plus tenaces et bien plus braves que les filles d'Ève et parvinrent, eux, à fonder le *Ugly-Club* (Club des laids). C'est un certain Hatchet qui fut le créateur de ce cercle. Entre autres avantages, ce Hatchet possédait un nez encore plus démesuré que celui du roi François Ier qui, cependant, dit Brantôme, « l'avait de deux doigts plus long que les plus longs nez de son âge. » Un jour, dans la rue, un garçon boucher accusa Hatchet d'avoir renversé, avec son nez, le panier plein de viande qu'il avait au-dessus de l'épaule, et il s'en suivit une contestation judiciaire des plus curieuses.

Quoi qu'il en soit, le *Ugly-Club* fonctionna pendant assez longtemps. Mirabeau en fut nommé membre honoraire pendant son séjour en Angleterre, et Jack Wilkes en fut élu président perpétuel sous le règne de Georges III.

Pour en revenir au fond même de la question, je dirai volontiers qu'il n'y a pas de femmes laides, il y a seulement des femmes qui ne savent pas être jolies.

Je parlais un jour à madame de T... de la collection de femmes jeunes et belles qu'on trouve toujours dans son salon : — « Oh ! répondit-elle, ne vous illusionnez pas sur mon abnégation : je ne crains que les laiderons. Sûre d'elle, la jolie femme ne cherche pas à plaire, tandis que le laideron, lui, donne toujours campagne. »

Et le laideron a raison, car il remporte souvent la victoire, et quelle victoire alors! Durable, complète, que rien ne peut entamer — comme celle de la jolie femme — à la merci de la plus petite ride ou de la moindre atteinte.

Ah! la laideur, quel atout pour une femme si elle sait en jouer! C'est son passe-partout, son firman, qui lui livre sans défiance l'accès de toutes les portes; c'est le gage du degré de son triomphe, la garantie de sa stabilité, une fois qu'il est remporté. La femme laide ne conquiert pas seulement, comme la jolie femme, elle asservit : *Vœ victis!* malheur aux vaincus qu'elle fait, — c'est pour la vie.

Aussi, parcourez l'histoire du théâtre, jetez autour de vous le regard sur la scène, dans les salons, quelles sont les femmes qui ont fait les plus hautes fortunes, les plus aimées, les plus célèbres? — Des femmes laides.

J'ai mille noms pour un à vous citer comme preuves. Mettez en parallèle, par exemple, la vie de mademoiselle Georges — la beauté même — et celle de Rachel — le laideron du génie.

Et dans l'histoire! Comparez donc la destinée de mademoiselle de La Vallière avec celle de madame de Maintenon.

Malheureusement, nul n'est content de sa for-

18

tune, ni mécontent de sa figure, et le sentiment de leur visage est ce qui manque le plus chez les femmes laides.

C'est ce qui rassure les jolies femmes!...

*
* *

Avez-vous remarqué que depuis quelque temps, nos petites dames du théâtre et nos grandes demoiselles des bords du lac se donnent de la particule et du nom historique, comme si l'Armorial français n'était pas protégé par une loi sur les titres?

Une de ces marquises — édition libre — à qui je faisais cette remarque, me répondit que c'était une façon à elle et à ses pareilles de protester contre la République égalitaire et démocratique qu'on veut imposer à la France.

Je comprends l'intention, mais l'action en revanche me paraît singulièrement discutable.

Vous figurez-vous, par exemple, le sentiment que vous éprouveriez si, appartenant à une famille qui a donné quatre maréchaux à la France, un amiral, des prélats, des ambassadeurs, vous voyiez votre nom, considéré entre tous dans le pays, servir d'enseigne sur la scène et sur l'asphalte à quelque interprète de vaudeville à outrance; ou bien qu'à la veille de marier votre fils — un vicomte authentique — avec l'héritière de quelque digne gentilhommière, vous vous aperceviez tout d'un coup qu'on vous bat froid et appreniez que la chose vient de la nouvelle qu'une de vos parentes possède à Paris des voitures qui ne lui coûtent guère, un appartement dans les mêmes conditions, et, en fait de cuisine, ne mange que celle des cabinets particuliers du café Anglais ou de Bignon !...

Ce côté de la question appartient au genre gai et le dommage qu'il constate est encore facilement réparable; mais voici qui est plus sérieux :

De temps à autre on lit dans le *Journal officiel*, à l'adresse du garde des sceaux, des requêtes ainsi conçues : « M. Isidore-Athanase Pinchard et madame Euphrasie-Célestine Pinchard, née Cruchot, son épouse, sont en instance auprès de M. le garde des sceaux pour être autorisés à substituer à leur nom celui de : de Gottenville, sous lequel ils sont généralement connus. » Ces demandes ne manquent jamais de recevoir un accueil favorable de l'État, très satisfait de toucher les frais de chancellerie qu'elles comportent.

Or, vous jugez d'ici les conséquences qu'elles peuvent avoir, usitées, sinon directement par les demoiselles à pseudonyme nobiliaire dont je parle, du moins par leur progéniture — après fortune maternelle faite.

Nos vieux noms historiques se trouvent ainsi renouvelés par une couche sociale — style Gambetta — très inattendue de l'Armorial, et les familles qui sont l'honneur de notre pays acoquinées à une compagnie qui en est tout le contraire.

Voilà pourquoi il importe, coupant la mauvaise herbe sur pied, qu'un excès de tolérance envers le sexe qui porte le cotillon ne laisse pas courir sur la scène ou sur le trottoir, au choix de la première venue, les pseudonymes héraldiques.

Que les demoiselles à chignon doré s'appellent Turlurette ou Purée-Crécy, si tel est leur bon plaisir, rien de mieux : cela simplifie la question de la position sociale pour leurs cartes de visite. Mais qu'elles aillent emprunter leurs étiquettes à la salle des croisades, voilà qui passe la permission !

Une couronne, un emblème font admirablement, j'en conviens, sur le papier à lettre ou les panneaux d'une voiture. Pourquoi alors nos Ninettes et nos Ninons, à aspirations héraldiques, n'imitent-elles pas certaines actrices d'esprit qui se sont composé des armes parlantes et des devises *ad hoc !*

Ainsi mademoiselle Schneider, laissant au magasin des accessoires sa couronne de grande-duchesse, s'est donné pour blason : une lyre d'or supportée par deux amours. Madame Arnould-Plessy a pour devise ce tercet renouvelé des Rohan :

Mars ne puis
Brohan ne daigne
Plessy je suis.

Méry a doté mademoiselle Favart de ce vers-exergue :

La beauté favorise l'art

L'académique duc d'A... a enrichi le papier à lettre de mademoiselle Léonide Leblanc de ce cri de guerre : *Quid mihi?* Enfin mademoiselle Desclée, qui aurait pu porter pour armoiries, à la façon des Clermont-Tonnerre, deux clés d'argent en sautoir — celles que le public lui avait remises le soir où elle a pris à jamais possession de lui — avait droit à la devise de Marie de Médicis : A bons sujets, bonne princesse.

Voilà l'art héraldique à l'usage de la rampe comme je le comprends.

Mais se faire d'une affiche un parchemin et d'un nom historique une enseigne d'alcôve, c'est une autre affaire !

Nous avons déjà la noblesse par les femmes; n'ayons pas, de grâce, la noblesse par les demoiselles.

*
* *

Une des inventions les plus comiques que suscite la rage des titres dont est possédée notre époque — malgré la démocratie à outrance qu'elle affiche — c'est l'adjonction au nom patronymique de celui de la ville où l'on est né.

Dans le monde politique, on avait déjà la noblesse par le département, comme les Martin du Nord, les Boulay de la Meurthe ; le monde industriel et financier a imaginé, lui, la noblesse par la ville où ses affaires a prospéré.

C'est surtout parmi le judaïsme, qui, pour n'avoir pas été aux croisades, dirait M. de Tillancourt, n'en tient pas moins aux écus, que fait prime cette invention brevetée sans garantie du garde des sceaux. Ils sont par le monde un tas de Samuel, Lévy, Isaac ou Simon enrichis à la Bourse, qui deviennent Samuel de Louvain, Lévy de Bruges, Isaac de Brême, Simon de Cadix, sous prétexte que leur nom primitif était trop court pour des gens si riches.

Qu'ils achètent un beau matin, un titre de comte en Italie, ou de baron en Allemagne, et ils fonderont des dynasties sous les titres de comte de Louvain, de Bruges ou de baron de Brême ou de Cadix. Bien plus, ils subdiviseront leur titres et Messieurs leurs fils deviendront des vicomtes tout comme les autres, que-dis-je! plus que les autres — les bons.

Mais la loi sur les titres, les noms, les particules? me direz-vous. Vous oubliez que nous parlons d'étrangers qui, dans l'hospitalité que leur octroie la France, échappent à plusieurs de ces lois.

Le nom de ville, déjà glissé sur les cartes à l'aide d'une parenthèse, s'en débarrasse une fois le pli pris, et c'est ainsi qu'on devient gentilhomme à la Bourse.

Un certain Samuel de Namur fit ainsi, et tels sont les profits de l'outrecuidance que bien des gens, ayant à lui écrire, consentaient à mettre l'adresse telle qu'il signait, S. G. D. G.

On riait bien un peu. La plume, comme aussi la langue, avait des hésitations tout d'abord; mais il n'y a que le premier mot qui coûte, et vous connaissez le monde, il rit, mais il cède.

Toutefois, les concitoyens du Samuel en question ne riaient qu'à moitié et se demandaient de quel droit ledit enrichi s'appropriait une ville qui leur appartenait aussi bien qu'à lui.

Ils résolurent d'en tirer une petite vengeance assez spirituelle. Invités à un bal chez le Samuel en question, il se firent annoncer à la porte des salons de façon à constater que les mêmes murs les avaient vus naître, eux et l'amphitryon. C'est ainsi qu'on annonça :

— M. Schneider de Namur; — Madame et mademoiselle Berg-op-Zoom de Namur; — Monsieur et madame Abraham de Namur; — Monsieur Nathaniel fils de Namur, et *tutti quanti.*

Vous jugez des rires. Les maîtres de la maison se sauvèrent dans le dernier salon pour dérober leurs oreilles à la litanie cornée par l'huissier.

Croyez-vous pourtant qu'ils furent corrigés ?

Allons donc !

A la sortie d'un bal. l'autre soir, je croise madame Samuel et, de leur plus grosse voix, j'entends les valets de l'antichambre crier :

Les gens de madame de Namur !... la voiture de la comtesse de Namur !

Et voilà comment se fonde la noblesse civique en l'an de grâce mil huit cent soixante-quinze.

DES MODES

ET DE QUELQUES USAGES

DES MODES ET DE QUELQUES USAGES

I

PARLONS modes. Aussi bien le sujet a son attraction infaillible et ne manque jamais son effet. Il met immédiatement de votre côté les femmes — car leur attention s'attache, comme leur corsage, avec un nœud de ruban — et aussi les hommes, puisqu'il est question d'elles. Il est bien certain que ce qui intéresse le plus une femme est encore sa robe, et de là sans doute la place si grande que tient l'article toilette dans les conversations de salon. S'il ne sait traiter à propos ce chapitre, le causeur le plus brillant peut être sûr qu'il lassera bien vite son auditoire et verra les suffrages féminins s'éloigner de lui.

Nos pères, bien autrement raffinés que nous dans l'art de plaire, n'ignoraient pas cette nuance, et ils s'appliquaient à poser une mouche à point ou à disserter à souhait sur un bout de dentelle.

Tous les recueils littéraires d'avant la Révolution sont pleins de petits poèmes, sonnets ou madrigaux, signés des noms les plus illustres, dont les modes du temps ont fourni le thème. Les correspondances privées témoignent également à chaque page de la sollicitude des hommes pour la parure des femmes, et Louis XVIII — le seul roi digne de ce titre qu'ait eu la France après Louis XIV — se ressentait de ces habitudes de l'ancienne cour quand il inspectait la toilette de la comtesse du Cayla toutes les fois que celle-ci devait paraître à quelque grande réception.

C'est ainsi qu'un soir il plaça dans les cheveux de la comtesse, se rendant chez la duchesse de Berry, une anémone en diamants qui mit en émoi, huit jours durant, la cour et la ville.

Le duc d'Orléans, l'élégance faite prince, était, en matière de toilette féminine, de l'école de Louis XVIII. N'a-t-il pas dit, en effet, qu'on n'était un parfait gentilhomme — mettez *gentleman*, puisque nous sommes en république — que lorsqu'on savait donner au besoin un coup d'épée aux hommes et poser à propos un nœud de ruban aux femmes ?

Pour moi, je l'avoue, j'aime la mode parce qu'elle donne tous les mois aux femmes une nouvelle jeunesse, et les filles d'Ève qui la dédaignent conspirent contre leur véritable intérêt. C'est la mode, en effet, qui est le principe de la beauté factice, bien plus attrayante que la beauté naturelle, parce qu'elle est variée. C'est grâce à elle et à elle seule qu'on peut plaire beaucoup et longtemps ; car, une femme qui s'y connaissait l'a remarqué : il vaut mieux n'être jamais que charmante, mais de mille façons, que d'être toujours superbe de la même manière.

Donc parlons modes.

La mode a sa cote comme la Bourse. Elle fait la hausse ou la baisse sur certains articles de la toilette au gré de sa fantaisie et déclasse, en un tour de main, ce qu'elle a prisé le plus haut. Voyez, par exemple, le sort actuel du chapeau pour les femmes et du gilet pour les hommes. Naguère ils tenaient la place capitale dans les préoccupations du monde élégant ; c'était sur eux que se concentraient les efforts d'imagination du Paris qui donne le ton, et d'un gilet bien coupé ou d'un chapeau bien troussé dépendait la fortune d'une toilette. A chaque instant, madame de Girardin, dans ses *Lettres parisiennes*, témoigne de l'importance que ses contemporaines attachaient à la question du couvre-chignon. Sera-t-il coulissé en satin ou bien bouillonné en tulle ? Devra-t-il être garni de plumes ou de rubans ? Et le bavolet ? et la passe ? quelle forme leur donner ? Graves problèmes à la solution desquels le vicomte de Launay consacre bien des pages.

C'était le temps où toute femme qui se respectait avait un chapeau pour chacune des circonstances de la vie : chapeau d'église, chapeau de théâtre, chapeau de visite, chapeau de promenade, et où la capote bleu ciel de madame Récamier, assistant à la réception de M. Molé à l'Académie française, révolutionnait tout Paris.

Aujourd'hui, la généralité des femmes a adopté le chapeau noir et le porte en toute occasion. Le chapeau de couleur claire, de rigueur autrefois au théâtre, en a été banni, et l'on voit maintenant aux premières loges de l'Opéra-Comique et du Théâtre-Français des femmes coiffées en velours noir, voire même en castor gris.

N'en déplaise à mes lectrices, c'était la mode d'autrefois qui était la bonne. Rien de plus seyant, sous les feux du lustre d'une salle de spectacle, qu'un chapeau blanc ou rose, et les jeunes visages de Paris devraient bien en renouveler l'usage au théâtre.

Je sais bien que la grande qualité du chapeau

noir est d'être économique et de s'adapter à toutes les robes, mais que nos mondaines ne se mettent pas en peine : la science financière des femmes consiste non pas à diminuer leurs dépenses pour faire honneur à leurs affaires, mais à augmenter leurs recettes. Qu'elles soient jolies, et leurs maris se chargeront d'eux-mêmes d'équilibrer leur budget. Les hommes protestent bien haut que la simplicité a seule le talent de leur plaire, mais bien dupes sont les femmes qui se fient à ces discours. Ils peuvent admirer la simplicité, mais c'est la coquetterie qui les subjugue.

*
* *

D'ailleurs, une jolie toilette n'est pas, comme on le croit trop généralement, une robe qui coûte cher. Une femme peut être habillée comme une duchesse avec une robe d'un louis et *mise* — pardonnez-moi ce style de journal de modes — à faire peur avec mille écus d'étoffe ou de garniture sur le dos.

Une jolie toilette, c'est une toilette appropriée non-seulement à la figure, à la taille, à l'âge de celle qui la porte, mais encore au milieu où elle se produit. La coupe, la nuance et le choix des ornements en font la distinction.

Madame de Girardin, jeune fille et sans fortune, fut accueillie en entrant dans sa loge, à la première représentation d'*Hernani*, par une triple salve d'applaudissements, soulevés par sa sculpturale beauté et la grâce achevée de son ajustement. Or, savez-vous en quoi il consistait ? En une simple robe de mousseline de laine blanche coupée par une écharpe bleue. « Toute ma toilette ne me coûtait pas plus de vingt-huit francs, » disait-elle le lendemain au duc de Montmorency.

La coupe de la robe, son harmonie parfaite avec le suave visage de celle qui la portait, avaient causé cet enthousiasme d'une salle composée de poètes, de peintres et de sculpteurs épris de la forme. Théophile Gautier en témoigne ; ce fut en l'honneur de la femme, non du poète, qu'eut lieu l'ovation.

*

Ce qui manque aux femmes en général, c'est l'imprévu dans la toilette et l'individualité dans l'élégance. La plupart sont des gravures de modes en action et pas autre chose : elles en ont la correction froide et la coquetterie stricte. Ignorantes de ce fin du fin de l'art de s'habiller qui ponctue une toilette et la fait personnelle, elles se présentent à vous telles que leur couturière les a vêtues, et collaborent avec elle dans la proportion de la poupée de cire avec le coiffeur.

La princesse de Metternich excelle dans cet art de l'individualisme en matière de toilette, et c'est là même le côté dominant de son élégance. J'en citerai un exemple caractéristique.

C'était au dîner que fit chez elle l'empereur d'Autriche, lors de l'exposition de 1867. L'ambassadrice parut à ce dîner vêtue d'une robe blanche bordée de dents contrariées jaune et noir. A sa ceinture, pareille à la bordure de sa robe, se montrait de côté, en guise de pompon, un canari aux ailes éployées.

Voilà la griffe de la lionne dans l'art de s'habiller. Il n'est point besoin d'être princesse pour la posséder. Regardez le parti que tirent à la scène, mademoiselle Pierson, madame Plessy, d'un bout de ruban, d'une fleur ou d'un bijou comme oublié sur leurs robes.

***

A propos de robes. Rien n'est laid comme le flambant neuf, rien n'habille mal comme une robe qui semble voir le jour pour la première fois. L'impératrice Eugénie s'étudiait à donner à ses toilettes l'apparence d'avoir été portées. Le « tout frais » lui était odieux. Elle faisait exposer à l'air ses robes arrivant de chez la couturière, pour leur enlever cet aspect neuf de la marchandise sortant du carton et ôter aux étoffes la crudité de leur coloration. D'autres femmes célèbres par le raffinement de leur élégance — notamment la duchesse de Manchester et la princesse Mentchikoff — agissent ainsi. Les fleurs artificielles qu'elles portent sont légèrement froissées à l'avance pour les rendre plus seyantes et plus souples. Sapho était coquette jusque dans les plis de sa robe ; une femme qui prétend à la science de la toilette doit l'être jusque dans les cordons de ses bottines.

*
* *

Quelques filles d'Ève, d'imagination plutôt que d'élégance véritable, ont essayé de faire prendre les toilettes allégoriques. Ces dames en seront, je crois, pour leurs frais d'invention.

Il faut laisser aux *revues* et aux *féeries* les toilettes symboliques. Voyez-vous où en serait le costume féminin si, sous prétexte de robe de concert, par exemple, la plus belle moitié du genre humain arborait des jupes rayées comme du papier à musique, avec pointillé de croches et doubles-croches, et plaçait dans ses cheveux une lyre ou un trombone, selon ses goûts ! C'est pourtant là que mènent ces belles idées.

Avec le système en question, allant chez M. Dufaure, une femme devrait se mettre une toque sur la tête et des peaux de lapin dans le dos. Pour assister à une séance de la Chambre, la robe *changeante* serait de rigueur, avec garniture de biais en scie et de grelots. On ne serait admis enfin qu'avec casque et cuirasse chez le général de Cissey.

La mode a mieux à trouver qu'à imaginer des apologues ambulants.

C'est en partant du même principe, que les femmes ont été conduites à s'habiller à la mode de leur opinion politique.

Naguère, elles satisfaisaient à l'esprit de parti au moyen de l'étiquette de leur ajustement ; elles avaient le manteau Chambord, la tunique Convention, la mantille Impératrice, la veste Garibaldi, que sais-je encore ? Aujourd'hui, cela ne leur suffit plus. Elles ont imaginé le vêtement allégorique : on a des robes fleurdelysées, — comme au beau temps des châtelaines, — ou semées d'abeilles comme au baptême du roi de Rome. A un dîner chez un avocat radical bien connu, la maîtresse de céans portait une robe blanche en mousseline et sur la tête une petite coiffe en soie écarlate posée à la mode bordelaise. Elle personnifiait la République, et en buvant à sa santé, ses convives ont déclaré faire de leur toast deux coups.

En transformant leurs jupes en professions de foi, j'ai grand peur que les femmes n'apprennent à leurs dépens que la politique est la chose du monde qui divise le plus, et qu'elles ne voient s'éclaircir bien vite les bataillons en habit noir qui se pressaient autour d'elles. Ce n'est pas pour leur tenir lieu de premier-Paris que les hommes recherchent les clientes de la maison Legouvé — fils successeur, — et ils ne leur demandent que d'être d'un parti : celui de la grâce, plus belle encore que la beauté.

La politique des chiffons est une affectation et un ridicule. C'est à la société qui se pique de bon goût et de bon ton qu'il appartient d'en faire justice et de laisser aux rayons des magasins de nouveautés ces étoffes, à ramages allégoriques, dont ils sont pleins en ce moment. Que nos salons soient préservés des femmes-drapeaux, c'est la meilleure grâce que je leur souhaite!

Et puisqu'il en est des vœux comme des poules qui vont aux champs, le n° 1 amenant toujours le n° 2, puissions-nous être délivrés aussi des menus étendards ! La politique sur le plat — quelle sottise !

L'autre soir, chez le comte de M... qui a républiquorléanisé depuis peu sa table à manger jusqu'alors restée pure Louis XVI, le maître d'hôtel s'approche de la comtesse de R..., et lui présente un plat avec ces mots : « Poulet à la d'Aumale. »

— Tiens, fit la dame à son voisin, il y a un mois cela s'appelait poulet au blanc; la sauce a donc tourné.

Cette rage de la politique et la bigarrure d'opinions qui caractérise plus que jamais aujourd'hui la société française, a introduit, depuis quelques années, dans le *Code du cérémonial*, un article qui mérite d'être relevé.

Dans beaucoup de maisons, on joint maintenant aux invitations à dîner la liste des convives. De cette façon on évite les rencontres embarrassantes et les causeries dégénérant en dispute. Et puis bien souvent le nom des conviés allèche l'invité. C'est un protecteur auprès duquel on se trouvera, une influence que l'on gagnera entre la barbue à la Montpensier et le faisan en croustades ; et l'on s'empresse d'accepter.

C'est à Versailles qu'ont été inaugurées ces invitations avec *post-scriptum*, et la mode s'en affirme, en ce moment, dans les dîners dits des conseils généraux.

Vous verrez que cet usage se répandra et que ce ne sera pas son dîner, mais ses dîneurs qu'une maîtresse de maison se préoccupera de servir.

*
* *

La politique nous déborde, et, c'était fatal, que non contente d'envahir les librairies et les journaux, d'avoir son couvert mis à toutes les tables, et son fauteuil placé au coin du feu de tous les salons, elle se fourrerait dans la toilette des femmes. Un soir, à l'Opéra, cet hiver, deux dames se montraient, aux secondes loges, tout de noir vêtues, avee une cocarde tricolore dans les cheveux. Ce sont, disait-on dans la salle, des Alsaciennes en deuil de leur province natale. Ce fait étant supposé vrai, vous m'accorderez qu'exhiber sa douleur devant le ballet de *Coppelia* est une étrange façon de la témoigner, et que le patriotisme de nos spectatrices avait les larmes douces.

Il est des deuils qu'il faut porter non pas en noir, mais en soi. Celui de la patrie est du nombre. C'est manquer de respect à votre douleur que de s'en faire un ornement de coiffure et de l'arborer à vos cheveux. Le vrai chagrin est réservé et ne crie pas.

Mais il appartenait à notre époque de faire même du malheur du pays une réclame et du deuil patriotique une pose. Je ne doute pas que les magasins de nouveautés n'annoncent bientôt « un choix très avantageux de deuils d'Alsaciennes » et que la *Gazette rose* ne publie un article de fond avec patrons et modèles sur cette nouvelle confection. Le peintre Muller avait compté sans ses compatriotes à chignons blonds, en peignant sa figure symbolique de l'Alsace, qu'on retrouve photographiée à toutes les vitrines des marchands d'estampes : voilà maintenant son œuvre transformée en gravure de mode.

De tous temps les salons de Paris ont excellé dans la politique des chiffons. Aussi ont-ils saisi avec empressement la mort de Napoléon III pour manifester sur ce point toute leur ingéniosité. Disons-le tout d'abord, rien de plus respectable que le mobile qui les a fait agir cette fois. En décidant de porter trois mois le deuil de l'Empereur, les fidèles du régime impérial ne pouvaient être taxés d'une flatterie d'outre-tombe : s'adressant à la mémoire d'un prince mort en exil, leur témoignage de condoléance apparaissait pur de toute arrière-pensée. C'était le tribut délicat de serviteurs qui se souviennent de la maison qui, au temps de sa prospérité, leur fut hospitalière et douce. L'eau bénite de cour, cette fois, ne sortait pas du goupillon du diable.

Les légitimistes ont donné l'exemple de ces deuils de souvenir et de fidélité envers des princes s'éteignant loin du trône. A la mort de Charles X, ils prirent le noir pour six mois et pour trois mois à celle du duc et de la duchesse d'Angoulême, de la duchesse de Parme et de la duchesse de Berry.

La famille d'Orléans vit les mêmes témoignages touchants s'offrir à chacune de ses pertes. Quand Louis-Philippe mourut, comme plus tard pour Marie-Amélie, la baronne James de Rothschild ne se contenta pas de prendre le deuil, elle le fit porter à sa livrée, comme si un malheur personnel avait frappé la maison de Rothschild.

Les impérialistes sont donc fondés à reprendre en l'honneur de leurs morts ces traditions de la religion du souvenir, et honni soit celui qui ne verrait dans leur manifestation qu'un but politique, un moyen de se compter.

Ce qui est difficile dans ces sortes de deuil, c'est la façon de le porter. La nuance consiste non pas à se mettre en deuil, mais seulement en noir. Quoi de plus ridicule, en effet, que la vue de gens qu'aucun lien ne rattache à l'ancienne cour, crêpés en pleureurs de Pompes funèbres ou déguisés en élégies plaintives !... Les deuils de convenances se portent pour les femmes, avec des robes de soie noire, violettes ou lilas, et des toilettes blanches le soir. Ils admettent les perles, voire les diamants, et, dans le jour, si non les bijoux d'or, du moins ceux en argent oxydé ou formé d'émaux. Les hommes doivent se garder d'arborer un crêpe au chapeau ; cela est réservé aux gens de la maison souveraine en deuil, encore en état de service. Le soir, dans le monde, ils caractérisent leur tenue par des boutons en onyx, à la chemise et aux manchettes, et c'est tout.

Malheureusement, il y a en France une foule de gens pour qui toute occasion est bonne de faire des économies et qui ne se mettent en deuil que pour épuiser un stock de robes reteintes ou de pantalons déformés. De là cette avalanche de toilettes d'enterrement, et de quels enterrements, Seigneur ! qui déborde dans les rues depuis quelques jours. Je sais, entre autres, une famille comtale qui passe l'année à refléter en longs habits de deuil le nécrologe de l'almanach de Gotha.

Successivement elle a payé son tribut funèbre à tous les membres de la maison de Bourbon et de ses annexes de Sicile, d'Espagne et de Parme. En dernier lieu, c'était l'archiduchesse Sophie, mère de l'empereur François-Joseph ; j'appris la mort de l'Empereur ; cette fois, pensai-je, les M.., bien forcément, vont faire infidélité au nécrologe souverain : quels regrets ils doivent avoir de ne point s'être ralliés *in extremis* au régime impérial ! Hier, je rencontre en visite la douairière de la famille : elle était plus encrêpée, plus noire que jamais. Je m'informai, non sans ménagement, de la perte douloureuse qui causait cette tenue si lamentable.

— L'Empereur est mort, me répondit-elle. Mon petit-fils avait suivi une fois la chasse à Compiègne, et, vous comprenez, les convenances...

Comme, la pauvre comtesse partie, l'assistance se récriait sur cette vocation lacrymatoire pour tous les deuils souverains indistinctement :

— Que voulez-vous ? répliqua la spirituelle comtesse de S..., il paraît que les M... ont les larmes inamovibles.

II

C'est d'en haut que doit partir l'exemple, recommande la *sagesse des nations*, et par ce temps de suffrage universel, comment ne pas faire cas de ses préceptes? Malheureusement il n'en est pas toujours ainsi, et la proportion est parfois renversée : en haut prend l'exemple d'en bas, et le beau monde, au lieu de donner le ton, reçoit la note. Voyez ce qui s'est passé pour la chevelure féminine. Vous vous rappelez les cris et les protestations, quand quelques femmes d'avant-scène parurent les cheveux ébouriffés, faisant totalement disparaître le front, jusqu'à voiler les yeux et même quelque peu le nez. Ces dépeignées furent acceptées comme les comiques de la salle aux premières représentations, et les femmes du monde, aux bandeaux lisses ou tout au plus ondulés, furent les plus moqueuses et les plus méprisantes devant ces aberrations de la classe des excentriques.

Or, quelques années passèrent, et qu'est-il arrivé? Je n'ai pas besoin de vous l'offrir en cent ni en dix à deviner, car vous le voyez et le savez comme moi : les dépeignées ont fait école, et les femmes comme il faut ont peu à peu imité les excentriques, et aujourd'hui les cheveux en broussaille sont de vogue autant que jadis ils étaient de compromettante exception ! Aux courses, dans les salons, à l'Opéra, vous ne voyez que femmes du meilleur monde coiffées de cet ébouriffement jusqu'aux sourcils et ressemblant, de la plus comique façon du monde, des deux mondes même, à ces petits griffons de la Havane, aveuglés de leurs soies et ne percevant les humains et les morceaux de sucre qu'à travers des mèches évaporées, désordonnées, comme à la suite de quelque prise de patte, quelque démêlé avec le petit chat. Mais c'est la mode, et ce mot despotique dit tout. Il faut s'incliner.

Il est étonnant que les filles d'Ève ne sentent pas que leur figure mérite mieux que de servir de tête à perruque et ne comprennent pas tout l'avantage qu'elles auraient à user de leurs agréments personnels. Rien n'est beau que le vrai, le vrai seul est aimable, en matière de coiffure comme en toute autre chose. Ces toisons aux mille boucles dont nos élégantes surchargent leur visage, sont déplorables pour l'ensemble de leur beauté : elles écrasent les épaules, rapetissent le corps et, bien pis encore, vieillissent horriblement. La moindre trace de fatigue vous atteint-elle, vite elle est mise en relief par ce cadre de cheveux artificiels dont l'exagération ne peut s'accommoder que d'une gaîté incessante et d'un rire perpétuel. A ces chevelures de mascarade il faut la mine du carnaval, toute joie et toute folie.

Soyez donc sentimentales, romanesques ou idylliques avec un chignon de cinq pieds six pouces sur la nuque !

Les lois de la proportion, les seules qui donnent la beauté vraie, exigent que les femmes n'aient pas la tête plus large que les épaules, et que les cheveux ne fassent qu'accompagner le visage. Voyez sur ce point les modèles que l'art grec nous a légués : toutes les coquettes de l'antiquité ont de petites têtes, et Aspasie eût fait bâtonner le coiffeur qui lui eût présenté une de ces perruques à cinq étages, délices actuelles de ses filles.

Et puisque je discute coiffure, j'engagerai mes lectrices à ne se faire jamais coiffer que tout habillées. C'était la méthode de l'impératrice qui s'en trouvait bien, vous me l'accorderez. Elle prétendait que c'était l'ensemble de la toilette qui devait décider de l'arrangement de la coiffure, et qu'une fois habillée on pouvait seulement s'accommoder à coup sûr.

Le conseil part de haut. L'expérience prouve à quel point il y a profit à le suivre.

Si de la tête nous passons au buste féminin, nous aurons une autre remarque à faire, c'est que la taille des femmes devient de plus en plus invraisemblable. A force de la vouloir mince, les femmes finiront par ne plus en avoir du tout.

Croyant s'embellir, elles se déforment à plaisir et jouent un rôle aussi ridicule que celui des Chinoises qui emprisonnent leurs pieds pour en empêcher la croissance. Notez que la déformation du pied, dans le Céleste-Empire, n'a pour conséquence que d'obliger les femmes à rester à leur foyer, tandis que celle de la taille en France s'attaque au jeu des organes les plus nécessaires à la vie.

Au point de vue plastique, cet étranglement de la taille et de la poitrine n'a rien de fort attrayant, et une femme à l'état d'effigie ne passera jamais pour l'expression la plus parfaite du beau.

Quoi qu'il en soit, le temps des *tailles de guêpes* est revenu, et nous verrons la belle génération qui sortira de ces corsets féminicides. On ne comprime pas impunément l'appareil organique indispensable à la vie; c'est là un jeu de la mode, qui parfois coûte cher. On ne le constate que trop au bulletin nécrologique dont la maternité fait les frais.

*
* *

Ces tailles invraisemblables sont le résultat de la mode du dégraissement, qui exerce de si cruels ravages parmi les jolies femmes de Paris.

Vous quittez une femme fraîche et bien portante : huit jours après vous la rencontrez, c'est une pièce anatomique.

A suivre cette mode on a vu une des plus séduisantes actrices de Paris compromettre sa beauté à un point qui cause chez le spectateur la sensation la plus pénible ; une autre a failli y perdre la vie. Rien n'y fait. Au contraire de M. le curé, les filles d'Ève n'aiment que les os.

Dans les salons, la maigreur voulue sévit à l'état inquiétant parmi les jeunes filles. Elles sont là tout un escadron de créatures ravissantes de jeunesse et de distinction, luttant de diaphanéité avec les spectres du *polytecnic hall.* A table, elles ne mangent point de potage, — comme leurs mères, — sous prétexte que cela rougit le visage et lui ôte ainsi son caractère aristocratique ; point de viande non plus, cela écœure. Des sucreries et des menues friandises, voilà seulement ce qui leur convient. C'est élégant à manger et cela ne gâte point le teint. Et les mères de famille laissent faire, et l'on s'étonne après cela du résultat funèbre des couches de tant de jeunes femmes du *high life.* Comment voulez-vous pourtant qu'il en soit autrement ? Les années qui précèdent le mariage, chez la jeune fille du monde, sont comme les années de campagne chez les militaires : elles peuvent compter double.

La chasse au mari exige, en effet, pour elles, un surcroît de pas et de démarches, partant de fatigues inévitables. Il serait logique de le compenser par un surcroît de confortable dans la nourriture et l'hygiène. Point, la mode et les préjugés s'y opposent. Devenues épouses dans ces conditions déplorables, ou elles succombent aux épreuves de la maternité, ou elles mettent au monde des avortons.

Les jeunes gens qui ne veulent pas être veufs au bout d'un an de mariage ou pères de malingreux devraient bien se croiser et mettre hors l'écharpe de M. le maire toutes nos jeunes filles fantômes.

Vous verriez comme elles reprendraient goût bien vite à la soupe de leur enfance et s'empresseraient de devenir de grandes demoiselles pour de vrai, — en chair et en os.

*
* *

Dans le même ordre d'observations pour l'amour des belles, avez-vous remarqué l'indifférence montrée par la plupart des femmes sur leur propre compte dès qu'elles n'ont que leur ménage pour théâtre de leurs exploits? Dès qu'elles ont mis le pied sur le seuil de leur porte, il semble qu'elles oublient les premiers éléments de cet art de plaire qu'elles pratiquaient si poliment dans le salon voisin quelques minutes auparavant. Au lieu de cet air enjoué qui faisait tourner toutes les têtes, de ces répliques vives et fines qui faisaient ouvrir toutes les oreilles, — un visage terne, une conversation paresseuse.

Du côté de la toilette, même jeu : à la robe chatoyante et charmeuse qui traînait tous les désirs dans ses sillons soyeux, succède le négligé, et quel négligé souvent ! Les bandeaux sont défaits, les pantoufles banales remplacent les souliers provocants, le molleton du *Bon Marché* couvre ces épaules qui s'accommodaient si bien de la robe de la bonne faiseuse ; c'est un enterrement de grâce et de séduction de troisième classe.

« Tout cela est bien assez bon pour la maison, » pense notre fille d'Ève. La fausse idée ! Et la preuve, c'est la promptitude avec laquelle le fils d'Adam, son mari, lui annonce « qu'il a affaire » au cercle ou ailleurs. Les femmes doivent à leurs maris — a dit, si je ne me trompe, madame Gottis — leurs qualités, leurs travers et surtout leur coquetterie. Cela est bien vrai. Il faut de l'attrayant dans le ménage — ou gare ! La concurrence est là toute prête à attraper le client que vous laissez échapper.

La concurrence est toujours sous les armes, elle, et elle sait donner à son négligé même une tournure si habile qu'on le préfere à la toilette la plus soignée.

Que les femmes songent à cela. En réservant pour leur intérieur leurs robes fanées et fripées, leurs coiffures au hasard du peigne, elles font un métier de dupes.

Louis XIV jamais ne s'est montré à personne sans sa perruque; que les femmes ne se montrent jamais, elles, sans être en tenue. C'est pour elles, comme ce fut pour lui, une raison d'Etat. Tout pouvoir qui n'a plus de prestige est perdu. Voulez-vous exercer toujours votre royauté, Mesdames? n'ôtez pas votre perruque.

III

La maison de Molière peut compter, désormais, pour une des plus brillantes et des plus suivies de Paris. Les individualités le plus en vue de l'élégance s'y donnent assidûment rendez-vous chaque semaine et y forment un véritable congrès des reines de la mode. Eh bien! ne leur en déplaise, elles prouvent chaque fois, à l'unanimité, par leur façon de s'habiller, une méconnaissance sérieuse de l'art des nuances en matière de toilettes, et il faut s'insurger contre elles.

Elles viennent là, toutes en toilettes d'Opéra, épaules nues, fleurs dans les cheveux et au corsage, diamants au cou et au bras : pas une n'est vraiment en toilette de Théâtre-Français. Cependant les deux théâtres sont de tons très différents et chacun comporte un costume particulier. Il faut approprier sa robe et sa coiffure au milieu où elles doivent se produire, et on n'est une véritable élégante qu'à ce prix.

Que nos mondaines de la maison de Molière demandent à celles qui les ont précédées dans le gouvernement de la mode et qui avaient si merveilleusement l'intelligence de cette maison-là, le costume qu'on y doit porter, et elles seront édifiées. Les comtesses Lehon, Apponyi, de Beaulaincourt, les marquises de Mornay, de Beaumont, les princesses Doria, Woronzöff, toutes ces grandes dames belles et bien disantes, qui ont tenu le Paris d'il y a trente ans, suspendu à leurs jupes, leur montreront leur hérésie.

Elles leur apprendront qu'on doit aller au Théâtre-Français en robes de couleur tendre, mais jamais décolletées, ouvertes tout au plus.

L'impératrice Eugénie se souvenait de ce précepte et ne parut jamais à la Comédie-Française les épaules complétement découvertes.

Elles leur diront encore que si ce théâtre admet les coiffures en cheveux pour les très jeunes femmes, il est surtout le théâtre des chapeaux clairs et des capotes blanches ou roses.

Et tout cela n'est pas seulement pur caprice ; la mode a sa logique et sait bien ce qu'elle fait. Au Théâtre-Français, les premières loges sont précédées d'une galerie à plusieurs rangs, où les spectatrices ne peuvent venir qu'en toilette de ville et la plupart en chapeaux. Jugez-vous de l'effet produit par cette galerie démocratique, où la redingote se mêle au châle-tapis, au devant de loges garnies de femmes en grande parure et les épaules au vent ! C'est d'un grotesque achevé. L'autre soir. l'expérience en a été faite et elle est concluante.

Notez encore que les corsages décolletés et les coiffures de bal n'étant, au Théâtre-Français, qu'à l'état d'exception hebdomadaire, il en résulte que les abonnées du mardi ont souvent à côté d'elles des loges occupées par des spectateurs ayant acheté à la porte, en entrant, le droit d'être vêtus le plus mesquinement du monde, et qu'il se produit alors un contraste des moins heureux pour elles. En pareil cas, en effet, ce sont toujours les plus parées qui deviennent les plus ridicules.

Pour être bien mise au spectacle, il faut qu'une femme s'habille toujours dans la gamme générale des toilettes portées au théâtre où elle va.

Les robes *di grand'affare* — comme disent les Italiens — font merveille à l'Opéra, parce que les loges sont isolées des places au détail, et vouées à des titulaires du même monde; que, de plus, enfin, elles rentrent dans l'unisson vestimental du théâtre; mais, à la Comédie-Française, elles sont tout à fait déplacées, et, loin de la servir, nuisent à la beauté de celles qui les portent.

L'élégance n'est réelle et irréprochable qu'autant qu'elle s'harmonise avec le cadre où elle doit se produire.

Voilà ce que nos mondaines de qualité feront bien de se rappeler pour les représentations de salon de la rue Richelieu.

*
* *

Les salles de théâtre présentent, du côté du public, un spectacle qui mérite d'être observé. Je veux parler de l'indifférence montrée par l'auditoire à l'égard de ce qui se passe sur la scène. En vain les directeurs entassent-ils banalités sur trivialités, le public reste inerte. Il semble qu'il regarde sans voir et écoute sans entendre. On le provoque par une oreille, vite il tend l'autre. C'est le précepte évangélique, revu et corrigé, à l'usage de la scène. De temps à autre les plus bouillants lancent à leur voisin un coup d'œil de détresse ou font une moue significative, et puis c'est tout; ni protestations, ni sifflets. C'est un droit qu'à la porte, il paraît, on n'achète plus en entrant.

Cette insouciance, envers et contre tout ce qui défile devant la rampe, a été d'abord une affaire de mode. Aujourd'hui elle est passée dans le sang. Du soir où il a été décidé que le fin du fin consistait, au théâtre, à n'y rien applaudir comme à n'y rien siffler, c'en a été fait de ce que nos pères appelaient « le jugement du parterre. » Les auteurs se sont affranchis de toute contrainte à l'égard d'un public qui abdiquait lui-même tous ses droits devant eux, et le mandat contractuel — pour parler la langue du jour — qui liait l'auteur au spectateur, s'est trouvé aboli.

A présent, le dernier des courtauds de boutique se croirait déshonoré si, par ses applaudissements au théâtre, il témoignait son contentement, ou, par ses murmures, montrait qu'on ne lui en donne pas pour son argent. Que penserait de lui le public des loges — son idéal ? Il aurait l'air d'un provincial venu là exprès pour s'amuser, au lieu d'un gentleman entré par hasard dans la salle pour passer le temps et jeter un coup de lorgnette sur les chignons rouges des loges et ceux de la rampe.

Tout est mode et amour-propre en France, du grand au petit, et le péché originel des Français est certainement la vanité. De la Manche à la Méditerranée, on y professe la crainte du ridicule et il n'est rien qu'on ne fasse pour s'en sauver, jusqu'à se jeter en plein dedans, comme Gribouille se précipitant dans un puits pour éviter d'être mouillé.

La peur du ridicule, le désir de satisfaire quand même à la mode ne fait pas chez nous que des spectateurs transis, nous leur devons aussi la mort de toute passion.

Le cœur s'est revêtu d'indifférence dans la vie comme le regard au théâtre. On n'ose plus aimer au grand jour et si Almaviva ne veut pas faire rire de lui, voire exciter une douce pitié, sa passion devra être ténébreuse comme la couleur de son manteau. Le savoir-vivre proscrit l'amour. C'était un embarras de moins.

Avec l'amour, il a proscrit la foi en religion, et en politique. Il y a maintenant une religion et un civisme à l'usage des gens du monde.

On est catholique platonique comme on est électeur s'abstenant. On ne pratique pas plus devant le Code civique que devant l'Évangile. Laissez dire, laissez faire, voilà la doctrine ; se passionner pour l'autel ou pour le trône, quel mauvais goût !

Il est bien mieux d'accepter les gouvernements tels que la main de la révolution les présente, — quitte à ne plus s'occuper d'eux après, autrement que pour leur payer les impôts. Les 4 septembre, les 18 mars et ces gouvernements provisoires qui s'éternisent sans en demander la permission, sont tous le fruit de cette indifférence civique. On ne siffle pas plus les cabotins du pouvoir que ceux de la rampe. Aussi, comme ils en profitent!

L'indifférence civique mène à l'indifférence patriotique. Qui oserait dire le rôle qu'elle a jouée dans nos derniers désastres et envisager celui qu'elle nous prépare pour l'avenir ? « On ne pense plus à nous à Paris, » disent les Alsaciens. En conscience, trouvez donc une réponse à leur faire.

IV

La haute société française, dans le premier tiers de ce siècle, offrait à chaque instant des témoignages de franche bonhomie et de cordialité simple envers les classes inférieures. Qui ne sait que c'était autrefois un usage dans certaines grandes familles de France de donner pour parrain et marraine à un enfant dont tous les prestiges entouraient le berceau, les deux indigents les plus pauvres de la paroisse. C'est ainsi que la marquise de Montagu, petite-fille du dernier maréchal de Noailles, belle-sœur du général Lafayette, et grand'mère de madame de Lamoricière — dont la sainte vie a été racontée dans des pages si touchantes et si remplies d'édification — avait été faite la filleule de deux mendiants de la paroisse Saint-Roch. Notre société actuelle, où les fortunes sont si instables et les plus hautes destinées ont à compter avec l'orage, devrait bien se souvenir, devant ses berceaux les plus dorés, de ces exemples du monde de l'ancien régime — de ce monde qui n'a jamais été si grand et si haut qu'au jour de l'épreuve, de la charrette révolutionnaire ou du travail dans l'émigration. C'est au faîte de la puissance qu'il est bon de se dire : *Memento quia pulvis es.*

* * *

Aujourd'hui, sans se donner le luxe de cette poésie, les familles s'écartent de plus en plus de l'esprit qui a présidé à l'institution du parrainage dans le baptême en faisant généralement tenir sur les fonts leurs enfants par les ascendants immédiats de ceux-ci, c'est-à-dire leurs tuteurs-nés.

En dotant l'enfant d'un parrain et d'une marraine, l'Eglise, pleine de sagesse et de prudence, cherchait à lui donner une famille d'adoption qui eût à lui porter aide et protection au cas où il viendrait à être privé de ses appuis naturels.

Aussi, était-ce toujours des étrangers qu'on prenait autrefois pour remplir ces fonctions, et plus d'un filléul a eu à s'applaudir dans la suite de sa vie du choix des parents adoptifs qui présidèrent à son berceau. A présent, on a tout changé, et, comme en bien d'autres choses, au rebours de toute logique et de toute sagesse, ce sont ses grands parents, ou, à leur défaut, les membres les plus âgés de sa famille, qu'on donne à l'enfant pour parrain et marraine.

A cette vie qui commence on choisit pour appui des existences qui s'éteignent et qui, de plus, sont obligées à la protéger par les liens du sang. N'est-ce pas aussi peu intelligent que peu prévoyant? On m'assure que c'est l'égoïsme des temps qui contraint les ménages en accroissement de famille à agir ainsi. Il leur est presque impossible, paraît-il, de trouver parmi leurs amis un couple qui ne recule point devant l'obligation de la layette, des boîtes de dragées ou du cadeau de la commère, et les bons génies ou les bonnes fées qu'on appelle maintenant auprès des berceaux exigent des vacations.

Siècle généreux et cordial que le nôtre! Nos pères, jadis, eussent considéré le refus d'un parrainage comme la plus sanglante injure à faire à celui qui venait leur demander ce service et cet honneur; aujourd'hui des amis de vingt ans, à qui l'on s'adresse pour cet office, vous font connaître d'abord le prix de leur déplacement et le tarif de leur intervention. Ce sera un bronze florentin ou une paire de pistolets pour Monsieur, un bracelet ou un rang de perles pour Madame.

Devant cet état de choses qui laisse bien loin derrière lui les paires de gants, ce cadeau attitré de toutes les cérémonies d'autrefois, on a dû se résigner à baptiser ces nouveau-nés en famille, et voilà pourquoi les enfants n'ont plus de parrains et de marraines que de nom.

L'explication est acceptable pour les classes moyennes, mais pour les classes riches, elle ne saurait être alléguée; cependant celles-ci laissent comme les premières au seul opéra-comique les parrains à la George Brown.

En voyant telle princesse que vous voudrez, demander à son père de payer les dragées à croquer en l'honneur de son nouveau-né, comment voulez-vous que la bourgeoise du coin ose s'adresser à son voisin d'en face pour l'induire en cornets baptismaux chez le *Fidèle Berger?...*

V

Tout s'en va décidément : les dieux, les empereurs et le réveillon !... A part le monde où l'on s'amuse et où l'on ne néglige aucun prétexte de festoyer, le souper de Noël a disparu des us et coutumes. La bourgeoisie, qui gardait si religieusement naguère la tradition du boudin et de l'oie de Noël, ne sait plus ce que c'est : si elle va encore à la messe de minuit, elle ne s'attable plus au retour. Les habitudes de café ou de cercle des chefs de famille ont détruit toutes ces fêtes de foyer où nos pères aimaient à se retrouver le verre en main et le ventre devant la nappe. Maintenant que les boutiquiers de Paris sont passés *gentlemen*, ils se croiraient déshonorés s'ils sacrifiaient à ces joies intimes d'autrefois, si simples et si saines. Leur esprit dévoyé ne leur permet plus de comprendre le charme de ces réunions sous le manteau de la cheminée, d'où toute prétention était bannie ; il leur faut du fracas et des fleurs sur la table. Comme leur caisse n'a pas grossi en même temps que leurs aspirations, ils sont obligés de ne satisfaire qu'en rêve leur appétit trop luxueux, et voilà pourquoi on ne réveillonne plus à Paris dans les arrière-boutiques.

Si du magasin au rez-de-chaussée vous montez chez le bourgeois du premier étage, avocat, banquier ou médecin, c'est bien pis encore : depuis que cette trilogie s'est donné la mission de gouverner le pays et le conduit où vous voyez, elle s'est empressée de rejeter bien loin toutes les coutumes de son passé. L'idée d'un réveillon — du réveillon bon enfant des aïeux — lui donne des nausées. Elle n'a pas inventé pour rien l'expression qui la peint d'ailleurs tout entière, le « comme il faut » : le boudin est banni de son manuel de civilité puérile et honnête.

Ah ! la caste insipide où tout est marqué au coin du convenu et de l'artificiel, où l'on a en dedans tous les vices de l'aristocratie sans les sauver au dehors par ses qualités brillantes, où tout enfin est petit, étroit, mesquin — même le rire ! C'est elle qui a fait de la France ce pays ergoteur, bavard, prétentieux et vaniteux que nous voyons, et a rapetissé à son niveau la grande nation dont on disait que Dieu se servait pour exécuter ici-bas ses volontés — *gesta Dei per Francos*. Un jour viendra où elle sera emportée à son tour par le souffle révolutionnaire qu'elle a déchaîné, et, ma foi ! c'est sans larmes dans la voix que je chanterai sur elle le *De profundis*.

VI

« La tranquillité des parents, la joie des enfants ! » tel est à chaque renouvellement de l'année le cri à l'ordre du jour dans les rues de Paris. Cri charmant et qui ne trouble, celui-là, que les bourses moroses et malintentionnées. Ouvrons-lui donc toute grande l'oreille, et voyons un peu comment s'y prend notre siècle de progrès pour y satisfaire.

La joie des enfants ! on l'obtenait autrefois d'une façon bien simple et sans beaucoup de frais. S'inquiétant bien moins de la qualité que de la quantité, on achetait à la première boutique venue le plus de joujoux qu'on pouvait. On les portait soi-même à Bébé avec quelques bons baisers, et quand le petit diable s'était bien amusé à briser sa cargaison, on s'estimait heureux, le but était atteint.

Aujourd'hui, sous prétexte qu'il n'y a plus d'enfants, on ne s'inquiète pas de faire la joie du marmot, mais bien de faire acte de politesse envers ses parents. Bébé reste le destinataire apparent ; en réalité, c'est à Monsieur et Madame qu'on fait le cadeau. De là le luxe des présents et l'impôt de vanité remplaçant le don affectueux. Au lieu de donner à l'enfant ces mêmes jouets qu'il pouvait tripoter et casser tout à son aise, on lui offre des mécaniques compliquées dont il ne sait que faire, des machines plus hautes que lui et impossibles à manœuvrer pour ses petits bras. Polichinelle a cessé d'être un bonhomme dont on perçait la bosse pour voir ce qu'il y avait dedans, c'est un artiste aussi expert que le pensionnaire des *Burattini*. Quant aux poupées, ce sont de grandes demoiselles de cire, à chignon rouge, ayant écrin et trousseau comme les cocodettes le mieux pourvues, et qui disent papa et maman mieux que leurs petites propriétaires.

Le jouet s'étant fait objet d'art, on le traite comme tel. On le retire des mains de l'enfant « pour ne pas qu'il l'abîme » et on le serre précieusement dans une vitrine. Je sais ainsi une jeune mariée qui vient d'apporter dans son ménage toute une collection de poupées plus magnifiques les unes que les autres, épargnes de ses étrennes quand elle était petite fille. Elle les destine à être mises en pièces par ses enfants à venir. « Ce sera pour moi un dédommagement, » dit-elle.

*
* *

Ce n'est pas tout : un abus en entraîne un autre. L'embarras de trouver un jouet suffisamment recherché à donner a fait imaginer un nouveau mode d'étrennes. On donne maintenant de l'argent aux enfants. A défaut de l'objet, ils en ont le prix. Le compte reste le même pour le donateur, il a seulement l'ennui du choix en moins.

Mais le bébé ! n'est-ce pas une honte de placer des pièces d'or dans des mains tout juste grandes pour recevoir des bonbons ? Quel sentiment peut amener à son cœur et à son esprit un tel cadeau ? N'aura-t-il pas toujours le temps d'apprendre l'argent, ses pompes et ses déboires, sans que vous veniez, au sortir du berceau, l'en entretenir sans merci ? Devant l'argent disparaissent les appréhensions douces du cadeau à recevoir, les joies naïves quand il est offert, l'émotion du souvenir enfin, à sa vue, longtemps après le jour où il fut donné. L'argent est un bon serviteur, mais un mauvais maître ; l'enfance ne doit pas lui être livrée. Bébé, le premier de l'an, faisant tapage et cassant ses étrennes, rien de plus charmant ; mais Bébé dressant le bilan de sa journée et faisant sa caisse, quelle horreur !

Si encore, l'argent donné, on le faisait dépenser à l'enfant au gré de sa fantaisie et de son naturel, le mal serait un peu atténué, mais les parents n'entendent pas de cette oreille-là. A peine leur héritier est-il en possession de ses étrennes, qu'ils les lui confisquent « pour les placer. » Bel avantage, vraiment, pour le pauvre petit qu'une telle sollicitude ! Ah ! comme je voudrais que les bébés traités de cette façon suivissent tous l'exemple de ce petit-fils de banquier dont j'ai lu naguère l'histoire, je ne sais plus où.

Son grand-père, tout entier aux affaires, avait négligé de s'occuper de ses étrennes, et pour remédier à cet oubli n'avait trouvé rien de mieux que de lui donner, le premier de l'an venu, un billet de mille francs en échange de ses souhaits.

La mère entre chez le bambin peu après pour voir ses étrennes et le trouve tout en larmes :

— Qu'as-tu, mignon ? Est-ce que grand-père ne t'a rien donné ?

— Si... si...

— Et quoi donc alors ?

— Il m'a donné cette vieille image qui brûle là-bas.

*
* *

On a beaucoup écrit, rimé et bataillé contre le jour de l'an ; mais il paraît qu'il a l'âme dure et qu'il se moque de l'esprit.

C'est l'histoire des femmes et de l'amour : les flots d'encre n'y font rien. Ne craignez pas que je vienne ajouter mon réquisitoire à tous ceux dont le premier de l'an a déjà été l'objet. Je ne suis pas de ceux qui s'insurgent contre le tribut des étrennes ; je le trouve, au contraire, naturel et charmant, et voudrais qu'on l'inventât s'il n'existait point.

Quoi de plus logique, en effet, et de plus gracieux que d'offrir un cadeau à ses amis en présence d'une année qui se termine et d'une autre qui s'ouvre ? C'est à la fois un souvenir de gratitude pour le temps qui vient de s'écouler et un gage de bonnes relations pour celui qui commence. Quel plaisir plus grand que de faire la joie de bébés riants et roses et la tranquillité de leurs parents au moyen de poupées et de boîtes à soldats !... Et le sac de bonbons à la maîtresse de maison dont l'hospitalité vous a été si douce et si pleine d'attentions tout le long de l'année, et les quelques louis distribués çà et là aux inférieurs qui vous entourent, comment les regretter ? Il est si agréable de faire des sourires autour de soi. A moins de descendre d'Harpagon, en vérité, je ne comprends pas qu'on proteste contre une telle coutume. Ceux qui battent en retraite le 31 décembre et prétextent une terre où les appellent des travaux urgents, les gens du monde aristocratique qui ne rentrent à Paris qu'après le mois de janvier, fallacieux plagiat des Anglais n'ayant d'autre but que d'éviter le tribut des marrons glacés, se privent, pour une bien mesquine épargne d'argent, d'une quantité de petits bonheurs intimes plus précieux les uns que les autres.

C'est la vanité humaine, le désir de paraître qui font tort au jour de l'an en lui ôtant le caractère de simplicité et de bonhomie qu'il avait autrefois. Si chacun ne donnait d'étrennes qu'en proportion de ses moyens, il trouverait à la coutume des dons de première année le charme réel qui s'en dégage : malheureusement la plupart des gens, par amour-propre, par ce sentiment bête d'imitation qui fait sauter tout un troupeau par où un mouton a passé, va bien au-delà de ses ressources, et le 1er janvier se croit obligé de se ruiner pour la gloire de son nom. De là les colères, les protestations amères contre le jour de l'an.

Avec eux les étrennes ne sont plus un souvenir mais une spéculation, plus un gage de satisfaction mais un revenu, et les bonbons sont réduits à l'état de prétexte; la preuve, c'est que le sac est supprimé et que les fondants et les marrons glacés n'osent plus se présenter que dans des coffres de laque, des boîtes de satin brodé ou des cornets en porcelaine de Chine.

Le positivisme du siècle marque là son empreinte. Il faut que tout ait de la valeur dans ce temps-ci, même un témoignage d'amitié. L'époque n'est plus à l'intention, elle est à la matière et au poids.

Il importe de réagir là contre et énergiquement et en restituant aux étrennes leur véritable caractère, de ne plus faire du premier de l'an, — jour de liesse par excellence, — une sorte de fléau dont on ne cherche qu'à se garer. Ramener les étrennes à des proportions raisonnables, surtout aux proportions de la fortune de chacun, tout est là. Si on le veut sérieusement, l'entreprise est facile et je suis convaincu, par exemple, que les enfants trouveront autant de plaisir aux soldats de plomb, aux gibernes, aux ménages en fer-blanc, aux théâtres de carton, etc., qu'aux voitures à ressort, aux poupées qui parlent et qui dessinent, aux chevaux qui galopent ou à tout autre objet imitant la nature et coûtant 500 francs dont on leur fait cadeau depuis quelques années.

Puisque je suis sur le premier de l'an, je voudrais dire un mot des cartes de visite. Une croisade s'est organisée contre l'envoi de cartes à ses relations, à l'occasion de la nouvelle année. Dans notre triste pays de France, on trouve toujours des gens pour s'insurger contre un acte de politesse et de bonne éducation. Eh bien! qu'on me permette de le dire, je trouve la croisade parfaitement inepte. La politesse de la carte de visite qui se débite à un centime pièce, c'est-à-dire à la portée de toutes les bourses, remarquez-le bien, a sa raison d'être absolue. C'est un souvenir envers une relation sympathique, mais que les circonstances ne permettent pas de cultiver journellement, une marque d'égard à l'endroit d'une personne à laquelle il y aurait importunité à faire visite, un gage de gratitude envers une protection, que sais-je encore? Sans dérangement réciproque, l'envoi d'une carte fait échanger à deux personnes un témoignage de souvenir, et à ce seul titre cet usage au moment où l'année se renouvelle mérite d'être défendu. Qui de nous, en effet, n'a pas éprouvé une sensation de plaisir en recevant un petit morceau de carton très inattendu, très inespéré, qui vous montrait occupée de vous une pensée que vous en croyiez bien loin.

L'abolition de la politesse de la carte de visite serait une conquête de ce parti du sans-gêne et du sans-façon qui ne fait que trop de progrès chaque jour. Il faut lutter contre ces radicaux de la civilité qui aspirent à niveler tout ce qui constitue le charme et le renom de la société française.

Nous ne sommes que trop dans le siècle de la moyenne; moyenne de gouvernement, d'intelligence, de probité, d'honneur; après avoir abrégé de moitié le code de la politesse de nos pères, ne le supprimons pas tout entier.

FIN

TABLE

FIN DE LA TABLE.

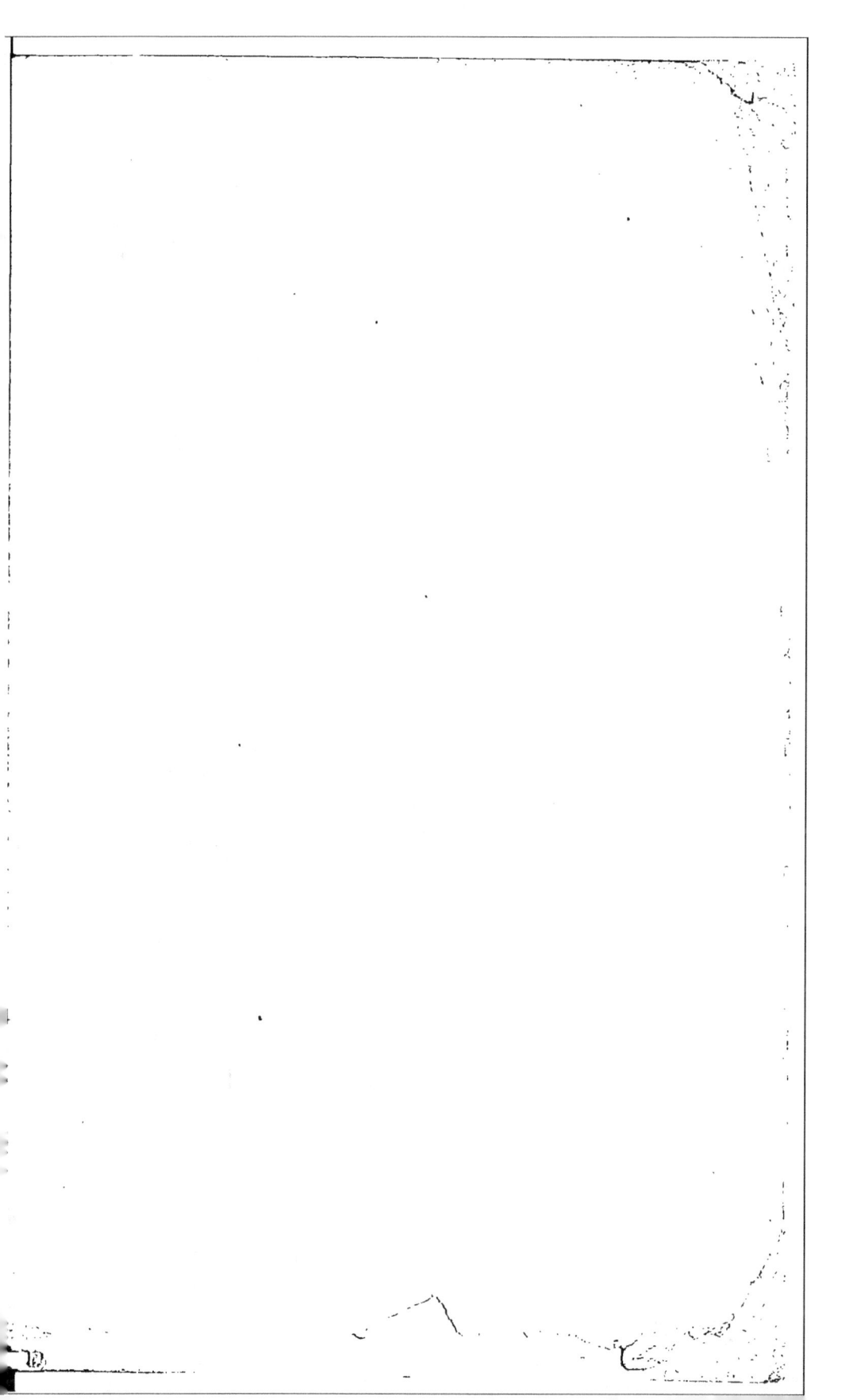

www.ingramcontent.com/pod-product-compliance
Lightning Source LLC
Chambersburg PA
CBHW070803270326
41927CB00010B/2267
* 9 7 8 2 0 1 3 0 2 5 2 0 1 *